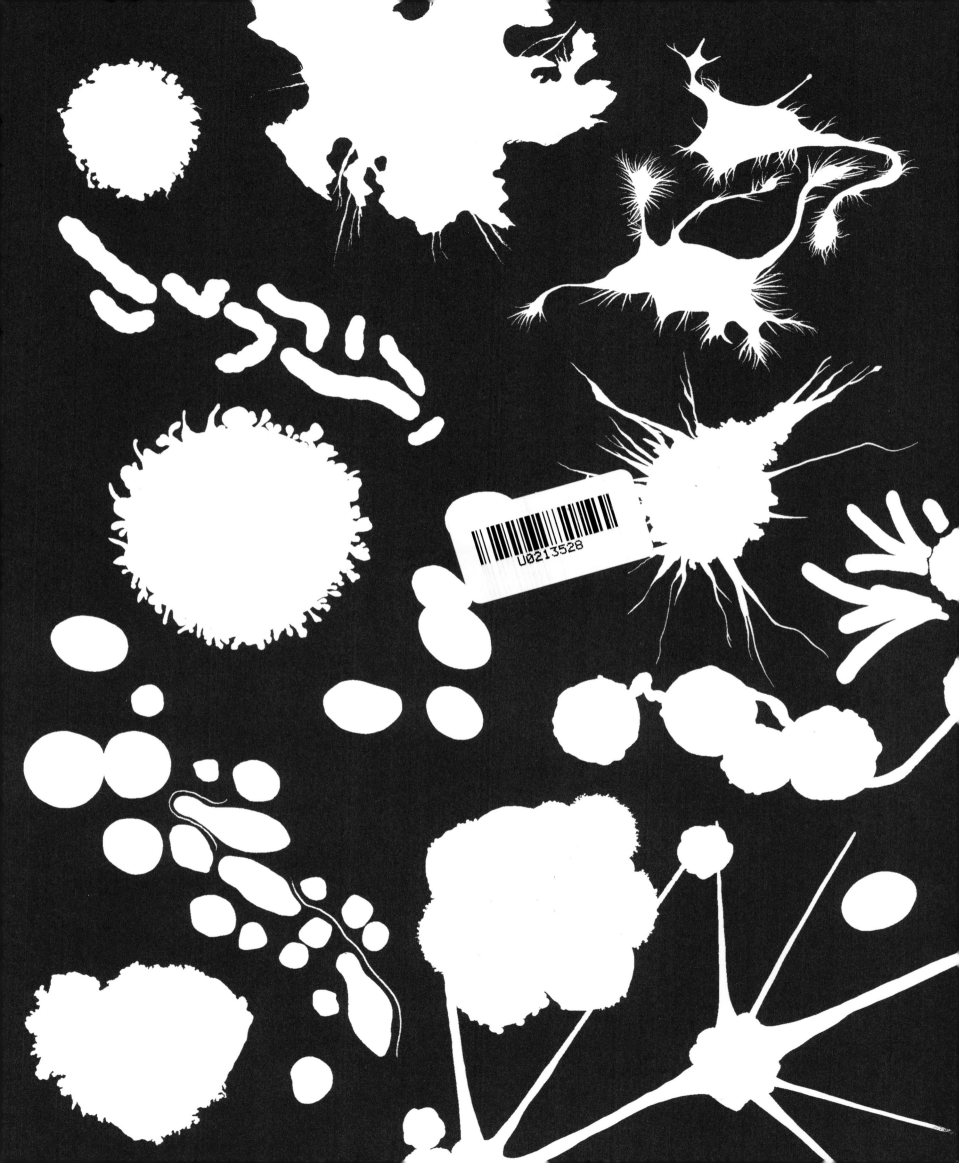

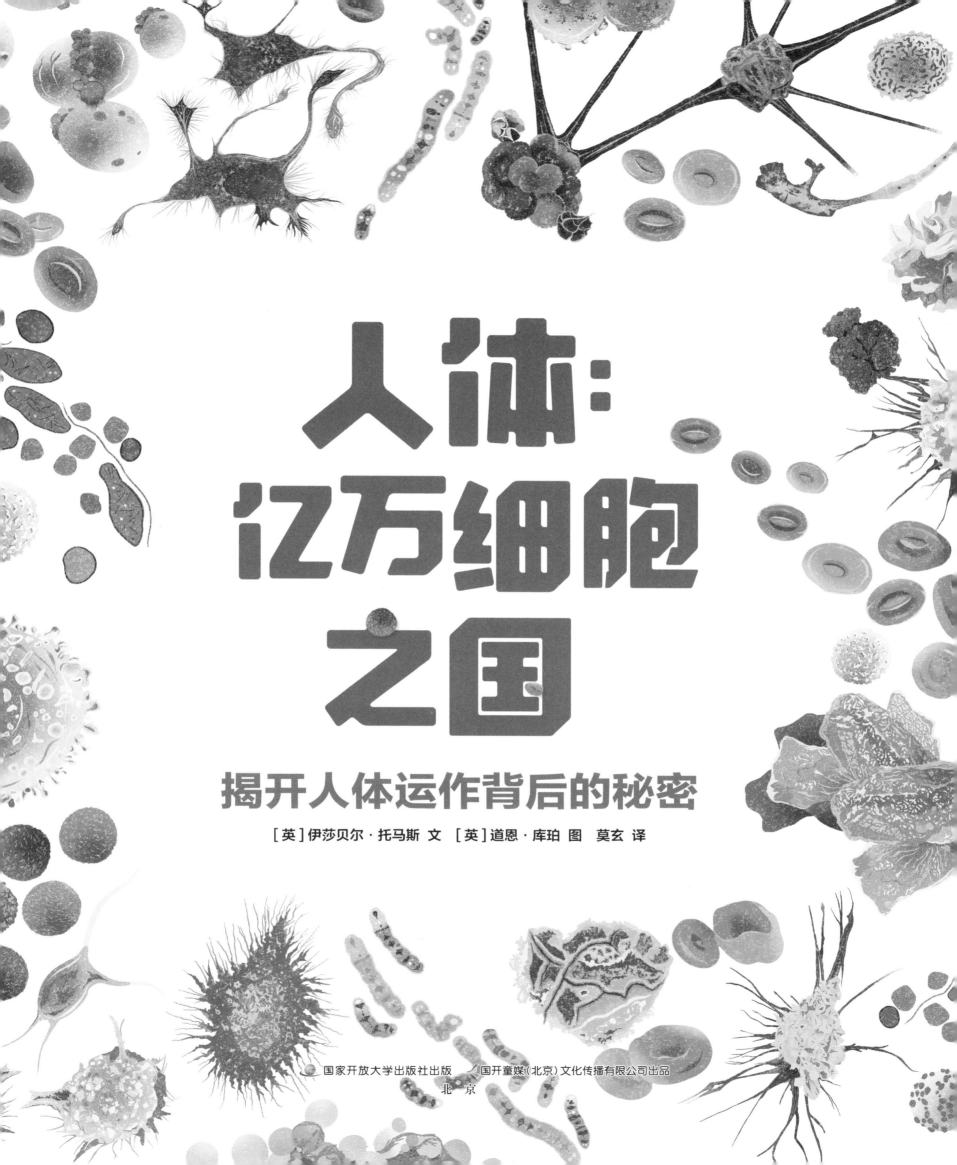

人体：亿万细胞之国

揭开人体运作背后的秘密

［英］伊莎贝尔·托马斯 文 ［英］道恩·库珀 图 莫玄 译

国家开放大学出版社出版 国开童媒（北京）文化传播有限公司出品
北 京

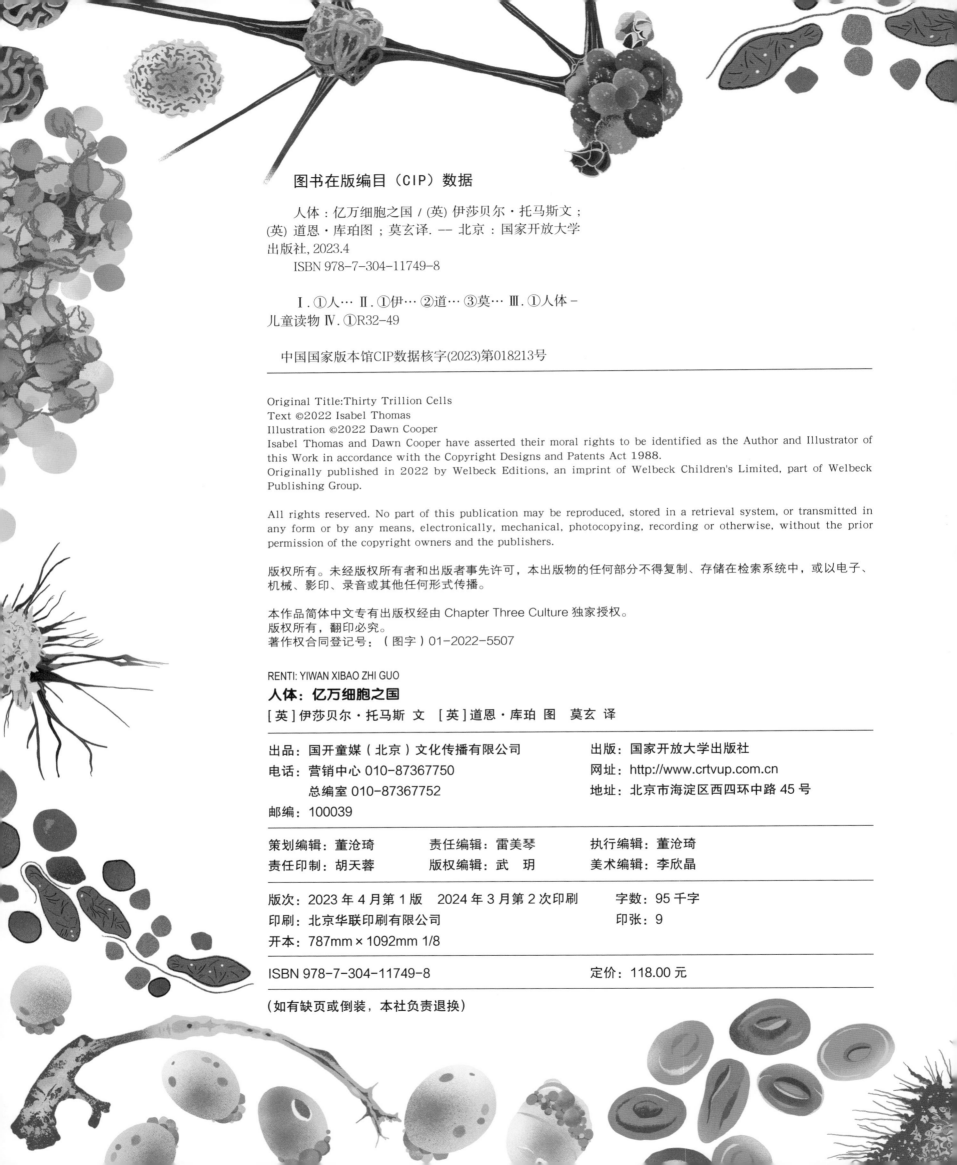

图书在版编目（CIP）数据

人体：亿万细胞之国 /（英）伊莎贝尔·托马斯文；
（英）道恩·库珀图；莫玄译. -- 北京：国家开放大学
出版社，2023.4
　　ISBN 978-7-304-11749-8

Ⅰ.①人… Ⅱ.①伊… ②道… ③莫… Ⅲ.①人体 -
儿童读物 Ⅳ.①R32-49

中国国家版本馆CIP数据核字(2023)第018213号

Original Title:Thirty Trillion Cells
Text ©2022 Isabel Thomas
Illustration ©2022 Dawn Cooper
Isabel Thomas and Dawn Cooper have asserted their moral rights to be identified as the Author and Illustrator of this Work in accordance with the Copyright Designs and Patents Act 1988.
Originally published in 2022 by Welbeck Editions, an imprint of Welbeck Children's Limited, part of Welbeck Publishing Group.

RENTI: YIWAN XIBAO ZHI GUO

人体：亿万细胞之国

[英]伊莎贝尔·托马斯 文　[英]道恩·库珀 图　莫玄 译

出品：国开童媒（北京）文化传播有限公司　　　出版：国家开放大学出版社
电话：营销中心 010-87367750　　　　　　　　网址：http://www.crtvup.com.cn
　　　总编室 010-87367752　　　　　　　　　　地址：北京市海淀区西四环中路 45 号
邮编：100039

策划编辑：董沧琦　　　责任编辑：雷美琴　　　执行编辑：董沧琦
责任印制：胡天蓉　　　版权编辑：武　玥　　　美术编辑：李欣晶

版次：2023 年 4 月第 1 版　2024 年 3 月第 2 次印刷　　字数：95 千字
印刷：北京华联印刷有限公司　　　　　　　　　　印张：9
开本：787mm×1092mm 1/8

ISBN 978-7-304-11749-8　　　　　　　　　　　定价：118.00 元

（如有缺页或倒装，本社负责退换）

目 录

细胞是构成你身体的基本单元！

所有物质都是由原子构成的。这些微小颗粒组成了地上的岩石与汽车，天上的火箭和云朵……以及像你一样的生物。既然所有物质都是由原子构成的，那是什么让生命如此不同呢？答案就是**细胞**。

所有生物，从树木到老虎，再到小小的微生物，都是由一个或多个细胞组成的。细胞是生命构成的本源，一个细胞可比一个原子大得多。事实上，一个典型的细胞大约由 100 万亿个原子组成。但是和你相比，细胞还是很小——绝大多数细胞只有借助显微镜才能被人看到。

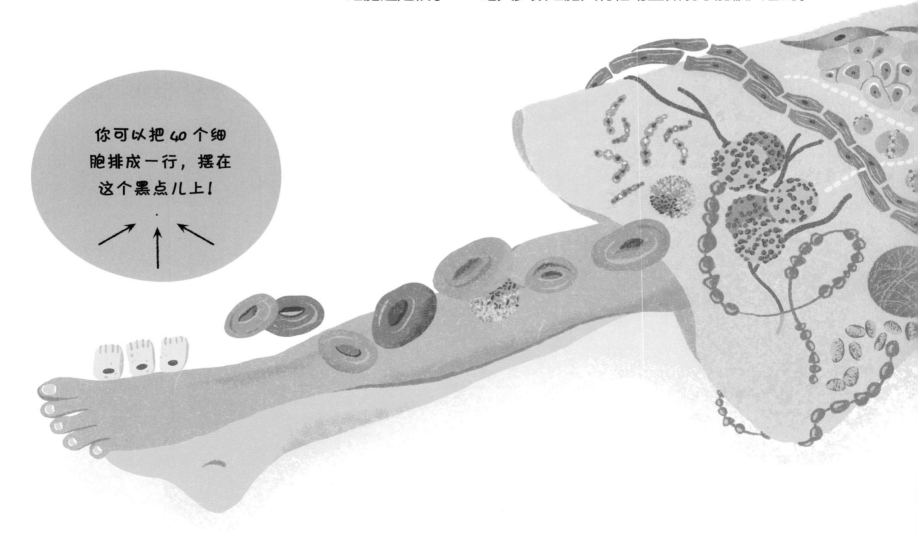

你可以把 40 个细胞排成一行，摆在这个黑点儿上！

你的身体大约由 30 万亿（30000000000000）个细胞构建而成！别看它们个头小，模样却各有不同，种类也纷繁多样。这些大小不一、形状各异的人体细胞中填满了生命所需的材料和"机构"，每一个细胞都在你的身体里各司其职，同时忙着与其他"同事"沟通联络，分享信息与材料。它们共同努力着，帮助你移动、生长、进食，感知周围的世界并做出反应。

除了人体细胞，你的身体里还住着超过 30 万亿个"外来"细胞，它们就是神秘的微生物。你可以在第五章了解到这些"小助手"的信息。

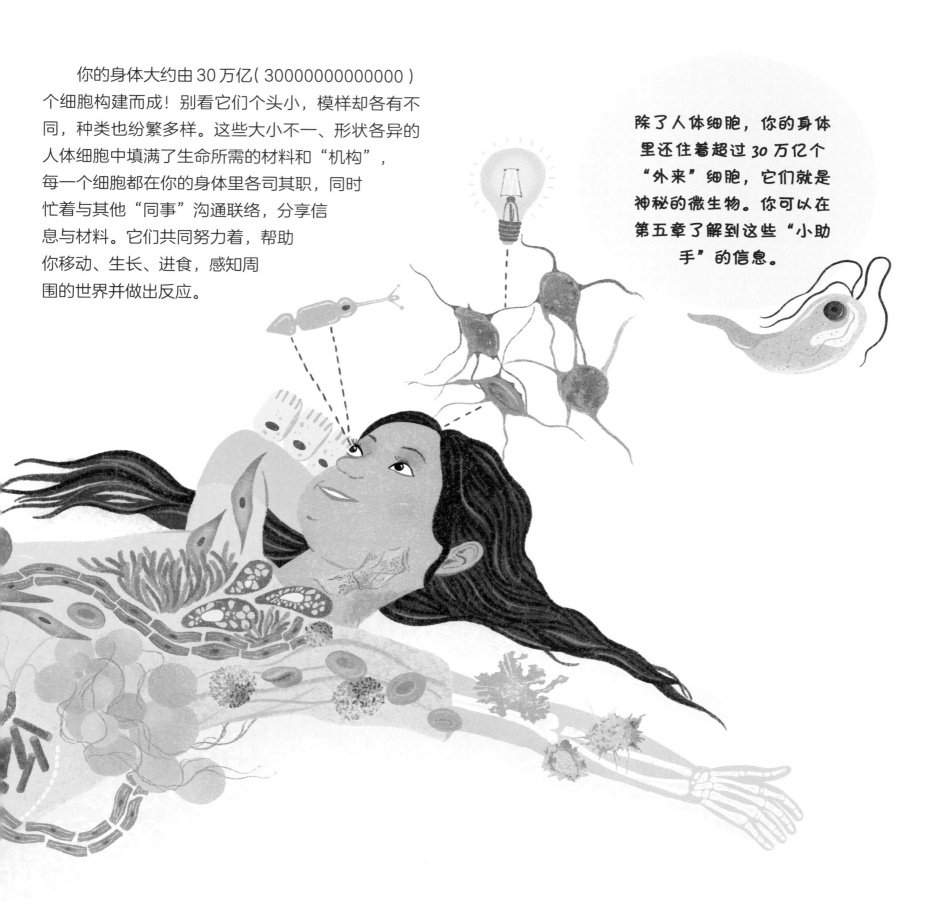

通过了解这些细胞，你能更好地理解：
你的身体是如何运作的？
你为什么会按照特定的方式生长发育？
当你生病了，你的身体会发生什么变化？
你的身体如何自愈？
以及，你是谁？

你的细胞复杂、迷人而又美丽，就像 30 万亿个微小的你。

下面，就让我们认识一下可爱的它们吧！

第 一 章

细胞里面有什么？

细胞是生物的最小运作单位。植物、动物（包括人类）都是由数十亿甚至数十万亿个细胞构成的。不过，单独的一个细胞其实也可以构成生命体。

我们可以把每个活细胞比作一间屋子。细胞膜就像屋子的墙体，控制着细胞内外物质的进出，并把不同的化学物质收集到某个地方。除此之外，细胞壁还能让细胞内的环境区别于细胞外的环境，就像墙体让屋子保持冬暖夏凉一样。另外，细胞还有两个非常重要的功能：

1. 细胞可以分解化学物质来释放能量；
2. 细胞可以制造新的化学物质——蛋白质。

人体细胞能制造出至少 **20000** 种不同的蛋白质（当然不是一次性做出来）！这些蛋白质会在你的体内担负起各种各样的工作。

细胞区

虽然细胞里非常拥挤，却也并然有序。每个细胞的内部都被分成许多不同的区域，这些区域里的"机构"会收集、排列、分解、构建、组织和运输化学物质。那么，你想进细胞"屋子"里一探究竟吗？

为了完成所有任务，细胞需要消耗大量的能量。**线粒体**是细胞的发电站，能分解脂肪和糖来释放能量

溶酶体能分解衰老或损伤的细胞器，还能吞噬入侵者

细胞膜会把湿乎乎的细胞内部包住，让细胞所需的东西进来，同时把有害的东西挡在外面

这些折叠起来的膜（**内质网**）能筛选进出细胞的物质

肝细胞

学名：肝实质细胞

所在位置：肝脏

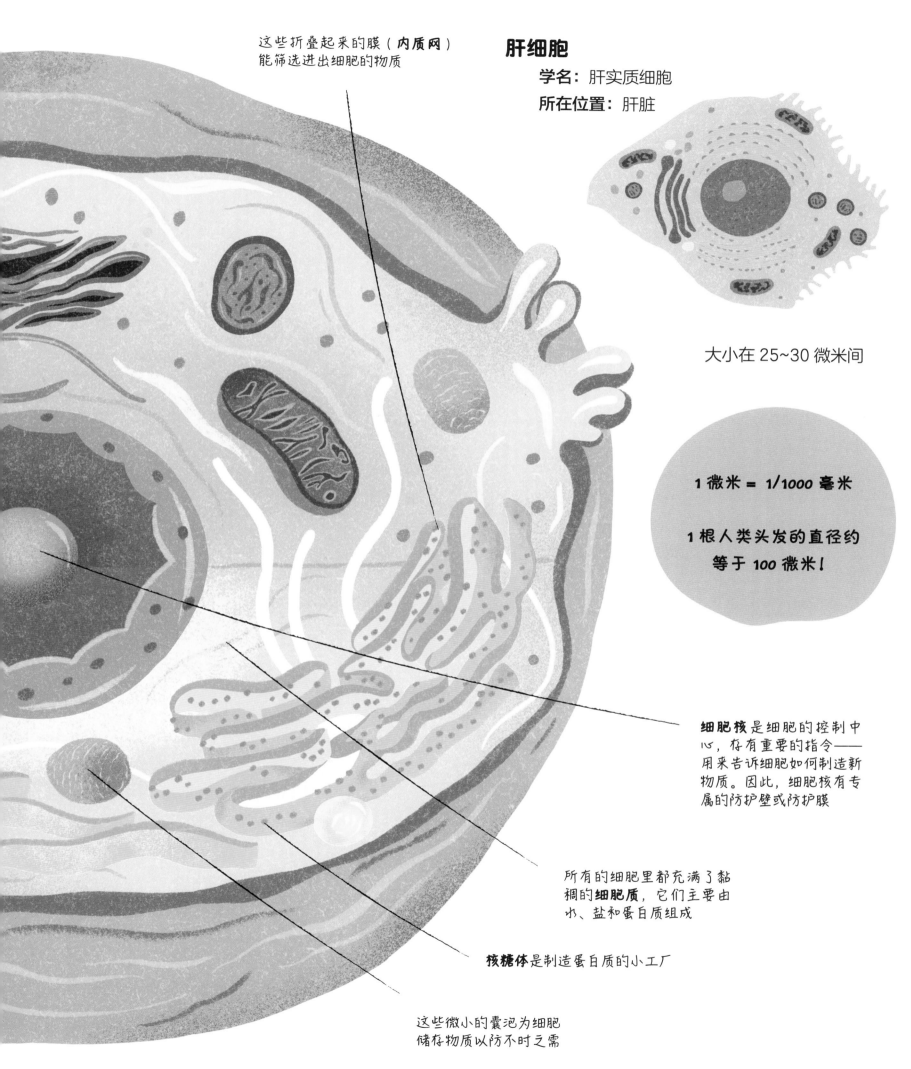

大小在 25~30 微米间

1 微米 = 1/1000 毫米

1 根人类头发的直径约等于 100 微米！

细胞核是细胞的控制中心，存有重要的指令——用来告诉细胞如何制造新物质。因此，细胞核有专属的防护壁或防护膜

所有的细胞里都充满了黏稠的**细胞质**，它们主要由水、盐和蛋白质组成

核糖体是制造蛋白质的小工厂

这些微小的囊泡为细胞储存物质以防不时之需

为什么我们有这么多细胞？

通过参观细胞"屋子"，相信你已经感受到了细胞的复杂。即便有些生物仅由一个细胞构成（单细胞生物，比如变形虫），也能够移动、进食、排泄、生长、感知、反应和繁殖。既然一个细胞就能完成生存所需的一切，那么拥有多个细胞又有什么意义呢？人类又为何需要 30 万亿甚至更多的细胞呢？

大自然是很残酷的。每一天，生物都在为争夺食物或躲避天敌而互相竞争。不过，它们也会通过合作来增加生存的概率。某些微生物能以单细胞的形式独立生存，但如果生存条件变艰难，它们就会通过化学信号来相互交流，"组团"共同面对残酷的环境。这些成团的黏菌会在林地上"爬行"，比"单独行动"时的移动速度更快，距离也更远，移动过程中还会摄取各种食物！

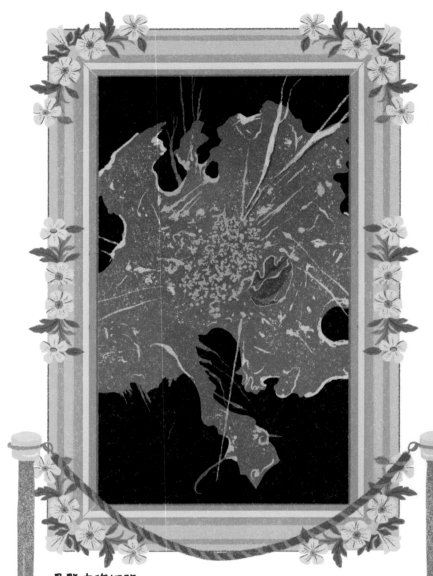

骨骼中的细胞

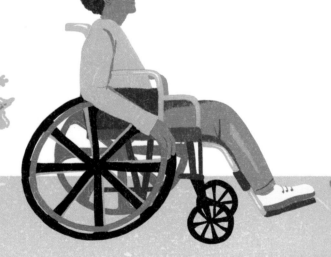

狗的呕吐物中的黏菌
（煤绒菌）

同样，你的身体也是许多细胞的集合，它们一起工作，为的是提升自己的生存几率。不过，这些细胞与大型犬呕吐物中的黏菌不同（由同一种细胞构成），而是分为 200 多种不同的类型！它们形状各异，大小不一，各自的行为也不一样。

术业有专攻

　　你体内的大部分细胞都没有独立生存的能力，它们甚至已经"舍弃"了某些工作能力，为的是"专攻"其他技能。举个例子，脂肪细胞"丢弃"了所有细胞器，为的是储存更多的脂肪；红细胞没有细胞核，这样它们就可以携带更多的氧气……如果只看你身体里的单个细胞，可能并不比变形虫聪明，但它们更擅长交流和共享资源。

　　通过合作，它们构成了目前这个星球上最复杂的生命体——人类！（变形虫可不会画画、读书和制作太空火箭模型！）

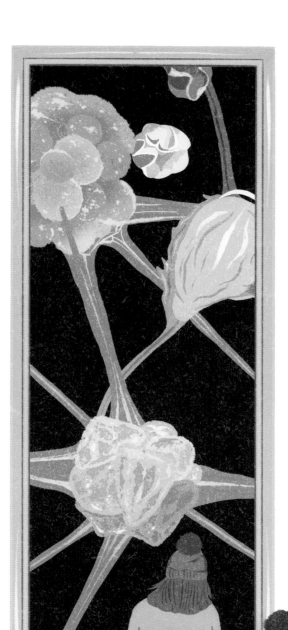

脑部的细胞

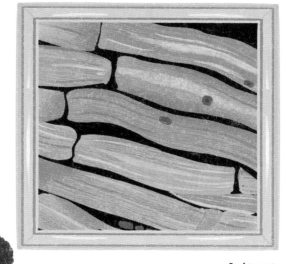

心脏的细胞

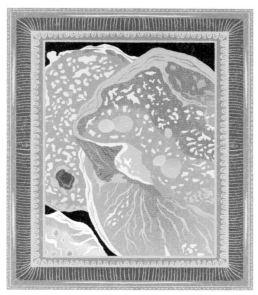

皮肤上的细胞

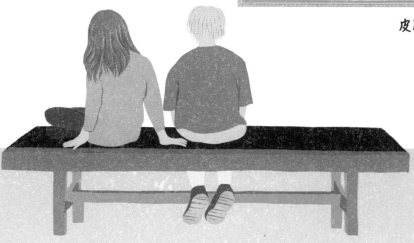

　　了解完这些，你也许会产生一个疑问——这些细胞怎么知道自己属于哪一类，它们又是如何开展相应工作的呢？

细胞如何知道自己该做什么？

你体内的大多数细胞都经过了"特化"（一种特殊的进化方式），也就是说它们只擅长做一种工作。如果你的肌肉细胞被脑细胞所取代，那么肌肉就无法正常运作，反过来也一样。下面，我们就一起来看看细胞是如何自行分工的吧？

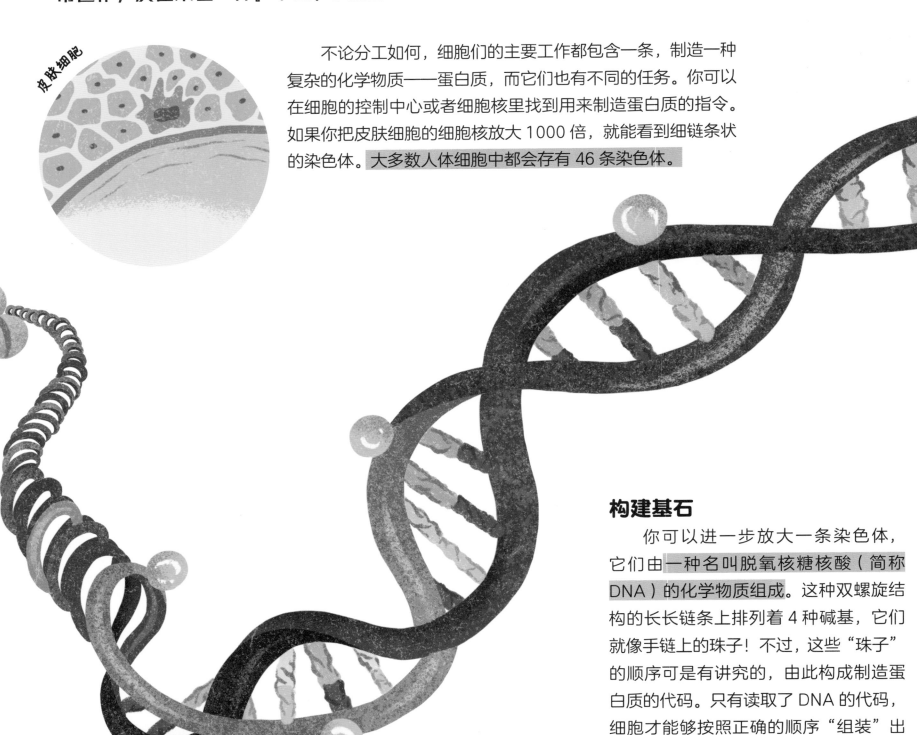

皮肤细胞

不论分工如何，细胞们的主要工作都包含一条，制造一种复杂的化学物质——蛋白质，而它们也有不同的任务。你可以在细胞的控制中心或者细胞核里找到用来制造蛋白质的指令。如果你把皮肤细胞的细胞核放大 1000 倍，就能看到细链条状的染色体。大多数人体细胞中都会存有 46 条染色体。

构建基石

你可以进一步放大一条染色体，它们由一种名叫脱氧核糖核酸（简称 DNA）的化学物质组成。这种双螺旋结构的长长链条上排列着 4 种碱基，它们就像手链上的珠子！不过，这些"珠子"的顺序可是有讲究的，由此构成制造蛋白质的代码。只有读取了 DNA 的代码，细胞才能够按照正确的顺序"组装"出构成蛋白质的"基石"。

使用说明书

你体内的大多数细胞都有完整的 DNA 代码，能制出至少 20000 种人类蛋白质——也就是说它们知道如何按全套指令"生成"一个完整的人体！这套像说明书一样的指令集合被称为基因组。

基因组不像乐高®说明书一样有着固定的指令。它更像一本食谱，细胞可以挑选它们需要的那套菜谱。这就是为什么你的生长环境与你的基因组同样重要——你成长过程中吃的、学的、听的、看的和经历的所有东西都在塑造你成为一个什么样的人。

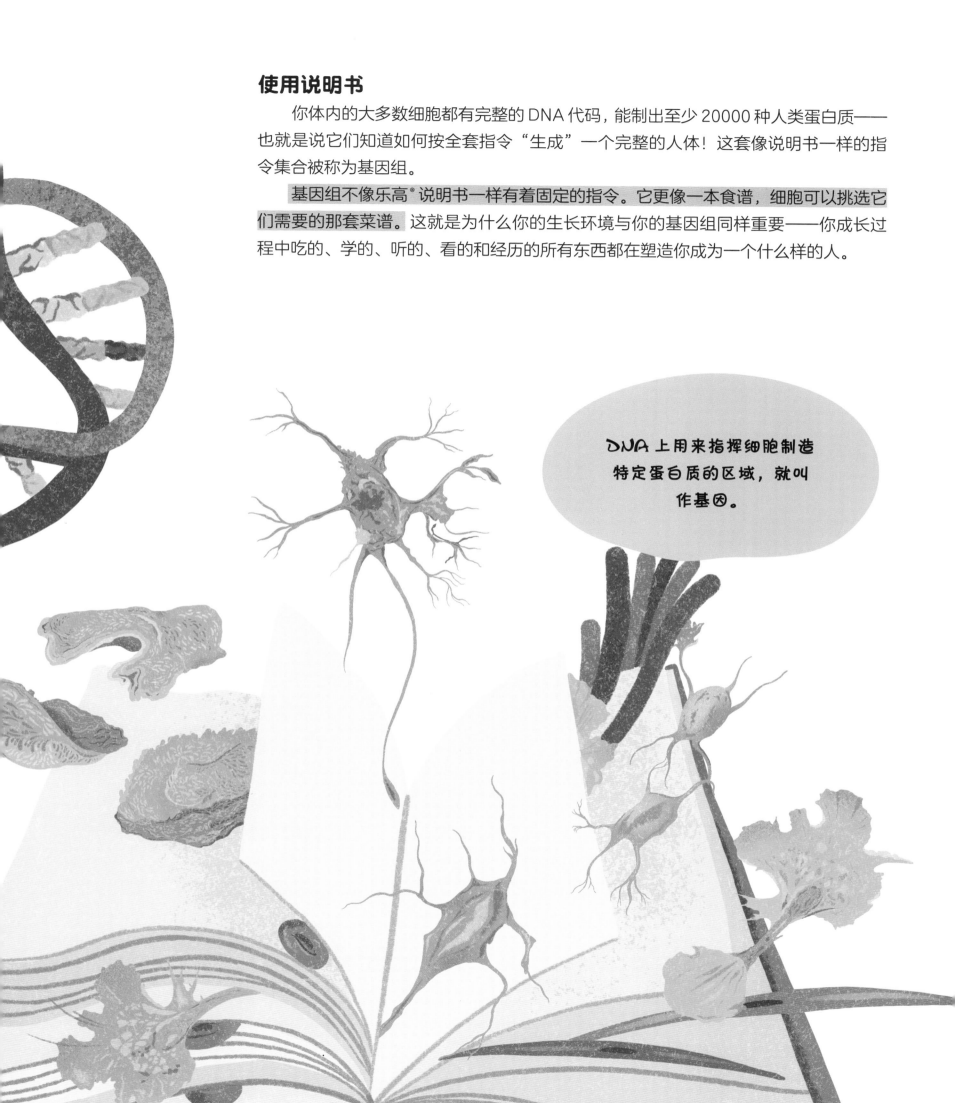

DNA 上用来指挥细胞制造特定蛋白质的区域，就叫作基因。

11

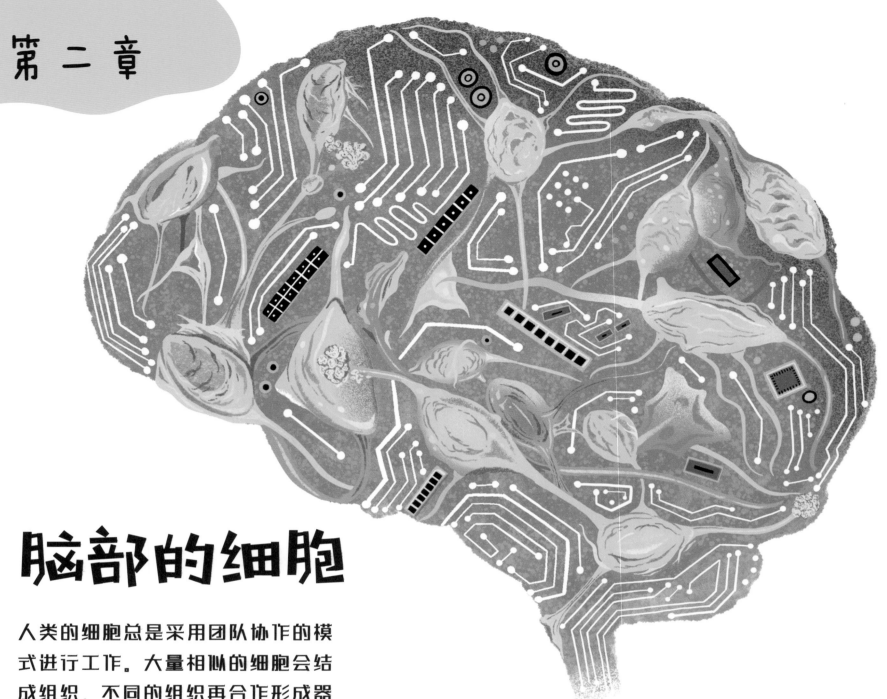

第 二 章

脑部的细胞

人类的细胞总是采用团队协作的模式进行工作。大量相似的细胞会结成组织，不同的组织再合作形成器官，器官则会共同构建出你身体的某一部分。在这些器官中，最为复杂的就属你的大脑啦。

中央控制器

人类的大脑比世界上最强大的计算机还要复杂——毕竟是人脑设计了电脑，而电脑却不能设计和构建人脑！

脑细胞的数量多达百亿，它们在忙着各自工作的同时，也在共同协作成为你的中央控制器。这些细胞会从你身体的内部和外部世界收集大量信息，然后告诉你体内的其他细胞该做出什么反应。

了解你的神经

神经细胞是人脑，也是其他神经系统的主要组成部分（翻到第44~45页细探究竟），它们会用电信号来进行不间断的交流。神经细胞伸出自己长长的"手指"来传递电信号，用"手拉手"的方式建立起了联系，就像是实体化的"三次元"互联网。

如果你放大脑细胞，就会注意到它们的细长手指分为两种。第一种名叫"树突"，能收集其他细胞发出的电信号（一些脑细胞长有许许多多的树突）；第二种名叫"轴突"，通常一个神经细胞只有一条，用来把细胞所产生的电信号传出去。

修建公路

在你的大脑中，神经细胞之间建立了至少一万亿个连接！因此，神经细胞信号的传递路径几乎可以看作无限条。每当你学习新东西时，一条全新的信号传输公路就会"建成"。相应的，每当你回忆过去所学到的内容时，神经细胞所产生的信号就会沿着之前的路径再走一遍。

神经细胞之外的基层工作者

除了神经细胞，你的脑细胞里还有一个庞大的神经胶质细胞团队，它们的数量至少占脑细胞的一半。这些胶质细胞的任务是确保神经细胞正常工作，它们就像是大脑的门卫、环卫工人、脚手架工人、战士、医生和电工！

有些胶质细胞负责修复受损的神经细胞，并清除那些不该在你大脑中出现的东西（比如细菌或部分衰老、死亡的细胞）。另一些则形成了电线外面的绝缘橡胶皮，它们包裹着神经细胞的轴突，以防电信号在传递过程中被泄露到错误的地方去。

起初，科学家认为胶质细胞只是神经细胞间的"黏合剂"。现在人们了解到，它们还扮演着其他重要的角色！

神经细胞

别名： 神经元
所在位置： 你的大脑和神经系统

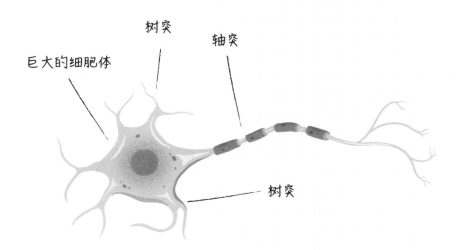

树突
轴突
巨大的细胞体
树突

神经细胞中的"最大块头"能处理来自"远方"的信息——哪怕是从脚指头尖发来的电信号，它们也能在脊椎尾部接收，再传给你的大脑。

神经胶质细胞（一种支持细胞）

别名： 胶质细胞
所处位置： 你的大脑和神经系统

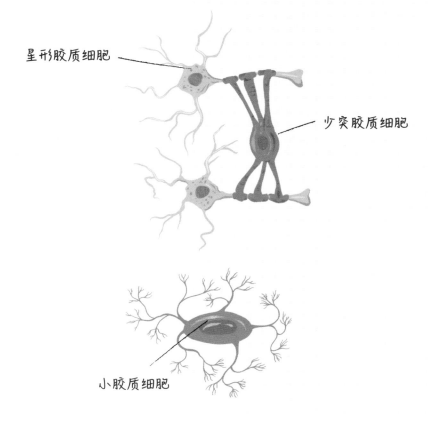

星形胶质细胞
少突胶质细胞
小胶质细胞

星形胶质细胞的细胞体直径大约在10~20微米之间——人类一根发丝的横截面上能摆下好几个！

心脏的细胞

心脏大概是你所有器官中最勤勉的那一个！脑部的细胞还能在你睡觉时找机会休息和修复自己，但心脏上的细胞可是从不停歇。那么它们是如何做到这一点的呢？

你的心脏要比大脑简单很多，它只有一项工作——把血液输送到你全身各处。为了完成这项工作，11 种不同类型的心脏细胞共同参与，其中最主要的就是心肌细胞。

强力泵

握紧你的拳头，它和你的心脏差不多大，同时也能用来解释心脏的工作原理。把你的手掌放在水面上，然后迅速握拳，水就会从手指缝中喷到空气里，手就像是一台水泵。你的心脏也是采用类似的方式工作的，但不同之处在于：

1. 你的心脏相当于两个并排的泵；
2. 这些泵可比你握拳的力量大多了；
3. 你的手需要靠大脑操控，但你的心脏可不需要，它知道自己该做什么。

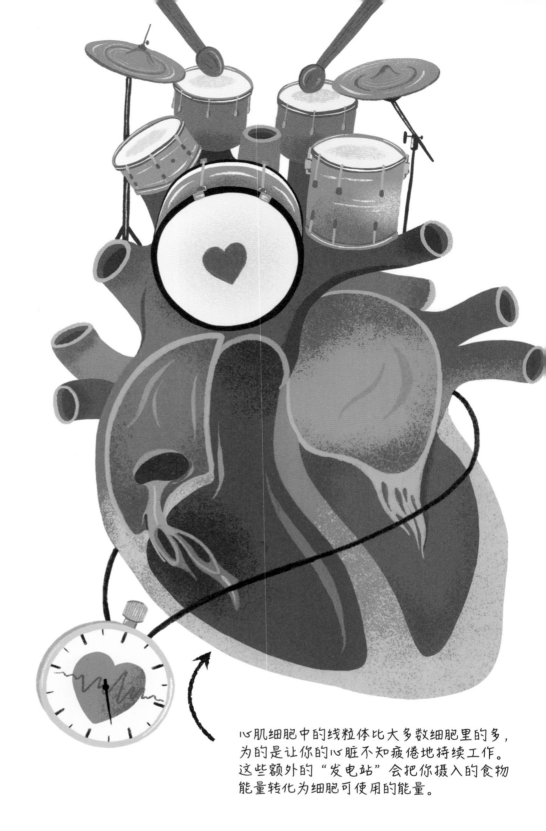

心肌细胞中的线粒体比大多数细胞里的多，为的是让你的心脏不知疲倦地持续工作。这些额外的"发电站"会把你摄入的食物能量转化为细胞可使用的能量。

心肌细胞提供能量来推动血液流动。

心房与心室

你的心脏主要由 4 个中空的腔室组成，它们有着厚厚的"肌肉壁"。心肌细胞是这些壁的重要组成部分——每一块骰子大小的肌肉壁里大约有两亿个这样的细胞。它们互相伴随着彼此的节奏，一同收缩（细胞个体缩短），一同舒张（细胞个体变长）。当心肌细胞同时收缩时，心脏壁就会改变形状，从而推动血液流经你的全身。

心肌细胞

别名： 心肌纤维
所在位置： 心脏壁

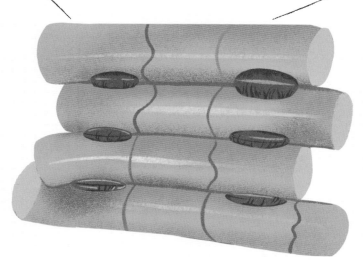

圆柱形

它们会在收到电信号时收缩，在电信号消失时舒张

长约 100~150 微米

起搏细胞

别名： 窦房结 p 细胞
所在位置： 右心房（心脏右上腔）的一块心脏壁

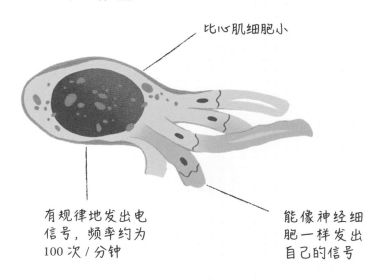

比心肌细胞小

有规律地发出电信号，频率约为100 次 / 分钟

能像神经细胞一样发出自己的信号

长约 100~150 微米

心之构成

除了刚才提到的心肌细胞，心脏还需要其他类型的细胞和组织才能正常工作，比如成纤维细胞。它们为你的心脏构建了一副奇特而又坚韧的"骨架"，让瓣膜和血管能牢固地附着在心脏上。

细胞也会变老

有些人到了 50 岁时，依然能有超过一半的心脏细胞维持在生命之初的样子。不过，这并不代表这些细胞擅长自我修复和更新换代。保持健康的饮食与运动习惯，才能让它们尽可能长久地维持良好的工作状态（翻到第 54~55 页，可以了解细胞为什么会变老）。

保持节奏

在你的心脏里，还有大约10000个"起搏器"细胞，它们聚集在一块只有 1~2 厘米宽的区域内。这些细胞本身就能产生电信号，从而让心肌细胞做出反应。

不过，心脏的跳动也不只和它们有关。大脑虽然不掌管你的心跳，但会一直"专横"地改变跳动的速率！当你在运动、受到惊吓或是感到压力时，大脑就会向血液中释放化学物质，提升你的心率，好让你做好行动准备。

你的心脏每跳动一次，就会收缩和舒展一次。从理论上来说，在你休息时，心脏会每秒钟跳动一次。按照这个速率来算，你一生中的心跳数至少有 30 亿次！

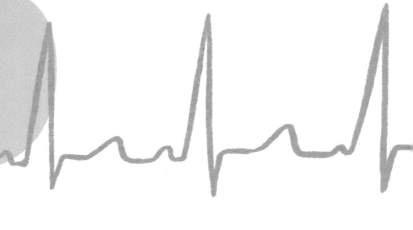

脂肪细胞

曾经在很长一段时间里，人们都以为脂肪细胞不过是储存脂肪的微小仓库。不过后来，研究者发现它们还悄悄地控制着你的食欲和血糖水平，甚至与免疫系统的活跃程度相关！

　　脂肪是一种储备能量的物质，它们太重要了，以至于你的身体里有专门用来储存它们的特殊细胞——脂肪细胞。这些细胞就像气球一样，当它们充满脂质时，体积就会膨胀到原来的许多倍。在你身体需要额外能量的时候（比如长时间没吃东西或是在锻炼身体），脂肪细胞就会把它们储存的一些脂肪转化为肌肉所需的"燃料"。

来自"软垫"的呵护

　　脂肪细胞们聚在一起，就会形成脂肪组织。这种软乎乎、湿漉漉的团块大多分布在你的皮肤下层，它们会在那里收集热量，并帮你维持体温。还有一些脂肪组织存在于你体内的不同器官之间——会像软垫一样保护器官，以免它们在你走动时互相碰撞而发生损伤。除此之外，你的脚后跟底部也有脂肪组织，臀部更是分布着厚厚的一层，就连你的眼睛周围都会有它们的存在。所以，从某些方面来看，脂肪就像是快递盒子里的泡泡纸，时时温暖着你，也保护着你！

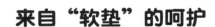

每克脂肪组织大约包含2000000（两百万）个脂肪细胞！

颜色有讲究！

脂肪细胞可以分成 3 种：

白色脂肪细胞	棕色脂肪细胞	米色脂肪细胞
它们能把糖和蛋白质转化成脂肪，并把它们存储起来，在你需要补充能量时使用。	它们中有线粒体——这种细胞器能燃烧细胞内的脂肪，从而在释放能量的过程中产生热量，让你的身体变暖。婴儿体内就有很多棕色脂肪细胞，而成年人体内就少多了，只分布在固定的几个部位。	白色脂肪细胞能转化成第 3 种细胞，那就是米色脂肪细胞。它们与棕色脂肪细胞的功能类似，分布在你身体的各处。

白色脂肪细胞

学名： 白色脂质细胞

所在位置： 主要分布在器官周围以及皮肤下层

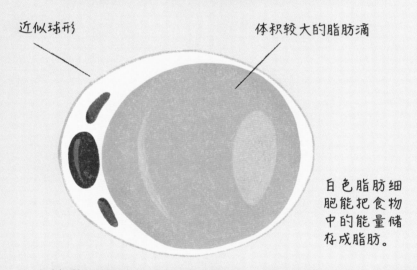

近似球形

体积较大的脂肪滴

白色脂肪细胞能把食物中的能量储存成脂肪。

一个储满了脂肪的白色脂肪细胞，直径能达到 150 微米

棕色脂肪细胞

学名： 棕色脂质细胞

所在位置： 主要分布在颈部和锁骨周围，以及肩胛骨之间

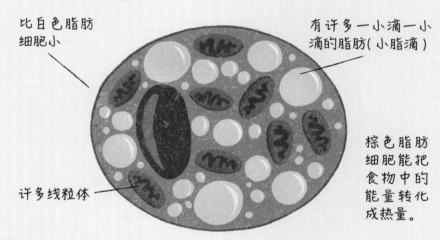

比白色脂肪细胞小

有许多一小滴一小滴的脂肪(小脂滴)

许多线粒体

棕色脂肪细胞能把食物中的能量转化成热量。

直径大约在 10~25 微米之间

不止是一滴"油"

脂肪细胞不仅存储脂滴，它们还能存储某些维生素，清除你血液中多余的糖，从而帮你保持健康。除此之外，它们也会制造和释放一些非常重要的化学物质，比如起到"信使"作用的激素，这种物质能让你产生饱腹感或饥饿感。对了，脂肪细胞还能控制你的血压，并在你感染时激活人体的免疫系统……

脂肪细胞内的脂肪是以淡黄色液体的形式存在的，就像生活中常见的植物油那样。

血液里的细胞

血液一直在你的身体里流动，它们会把营养物质和氧气输送给各个细胞，并把废物回收起来或是处理掉。随血液一起流动的，还有其中的血细胞，它们也肩负着许多重要的任务。

你体内大约有 5 升血液，如果它们被全部抽出来静置沉淀，就会变得像一滩泥水（所以可千万别这样做，得让它们好好地在你身体里待着）！血液的主要成分是血浆（类似水一样的液体），里面漂浮着 3 种血细胞：红细胞、白细胞和小小的血小板。这些细胞都有各自的工作要做。

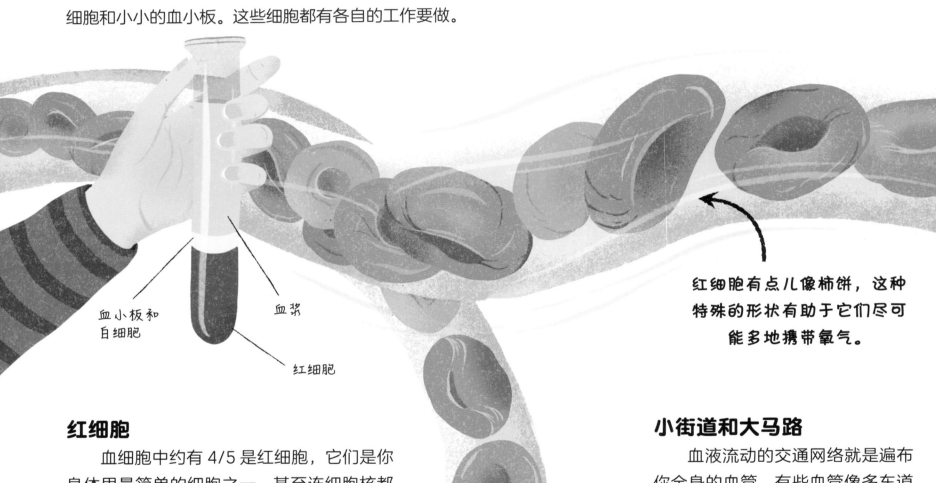

血小板和
白细胞

血浆

红细胞

红细胞有点儿像柿饼，这种特殊的形状有助于它们尽可能多地携带氧气。

红细胞

血细胞中约有 4/5 是红细胞，它们是你身体里最简单的细胞之一，甚至连细胞核都没有！那么红细胞里面都有什么呢？每个细胞内大约"包"着 3 亿个血红蛋白分子，正是这种蛋白质分子让血液呈现出红色。除此之外，血红蛋白分子也让红细胞成为血液中的大卡车，它们在你的肺部装载满氧气，然后运到你身体的不同部位。

小街道和大马路

血液流动的交通网络就是遍布你全身的血管。有些血管像多车道的高速公路一样又宽又忙，还有些则像小巷似的又挤又窄。为了应对这种小街道，红细胞会改变自己的形状，排成一列纵队通过。在流通的过程中，红细胞有足够的时间把氧气输送给途经的其他细胞。

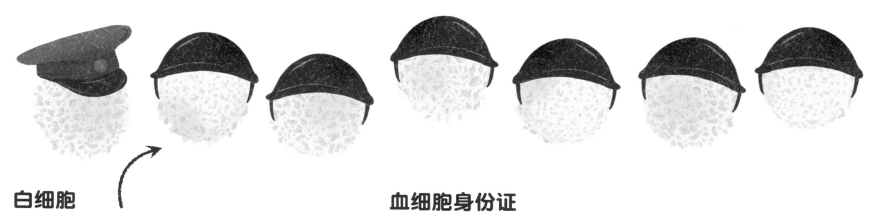

白细胞

　　这些细胞是你身体免疫系统的一部分，具有防御功能。它们就像是一支私人部队，一直在你的身体里巡逻，细细寻觅着入侵者。一旦发现有"坏家伙"闯入，白细胞们就会立即采取消灭行动。这些小小的士兵大多在你的血液中，这让它们能迅速到达需要去的地方。如果你想进一步了解白细胞"兵种"，可以去第 40~41 页找找答案。

堵住漏洞

　　除了红细胞和白细胞，你的血液中还有一种小小的圆盘状细胞（有些也呈椭圆状）——血小板。它们像红细胞一样，没有细胞核。如果你的某条血管受损，这些细胞就会冲到伤口处，阻挡血管里血液的渗出。它们会先变形，伸出"触角"状的抓手，粘附在受损的地方，同时也互相"勾连"在一起。很快，它们就会共同形成一个血痂"补丁"，把伤口漏洞堵住。

一滴血中通常会有：
· 2.5 亿个红细胞
· 50 万个白细胞
· 1500 万个血小板

血细胞身份证

　　读到这里你也许会产生疑问：白细胞是如何区分入侵者和常住居民的呢？这就要归功于血细胞表面的微小标记啦！它们就像身份证，会向白细胞证明自己的"长居者"身份，由此一来才不会被误伤！有趣的是，红细胞的标记主要分为 4 种——A、B、AB 和 O，也就是你平时常听到的血型！其中的 O 型是没有任何标记物的，所以 O 型血的人也可以给其他血型的病人输血。

寿命知多少

　　血细胞的寿命都不长：红细胞大约有 3 个月，血小板则只有 1 周。不过，骨髓会为你制造全新的血细胞。

一个成年人每秒钟大约能制造出 100 万个全新的血小板！

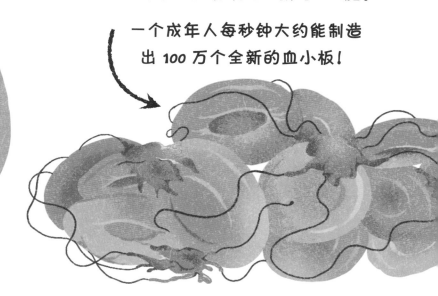

红细胞

别名：红血球
所在位置：血液中

没有细胞核

边缘凸中间凹的圆饼状

充满了血红蛋白。

当血红蛋白与氧气结合时，会呈现鲜红色

直径约为 7 微米

血小板

别名：血栓细胞
所在位置：血液中

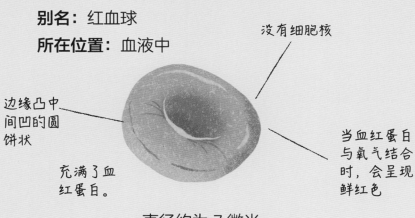

不规则的圆饼状或椭圆状

没有细胞核

血小板微粒中含有凝血化学物质。

血小板被激活时，表面会长出微小的"触手"，但它们只会附着在受损的血管壁和其他血小板"队友"身上

直径约为 2~4 微米

骨骼中的细胞

骨骼是一种超级强大的组织，会不断进行自我重建——哪怕你不再长个儿也是如此！

你的骨骼很神奇，即便在重压之下也能像钢铁一样坚固——但它们的重量只有同体积钢铁的 1/3！骨骼在你的体内形成骨架，它们主要有 3 项工作要做。首先，要为肌肉提供可以附着的地方，正是肌肉拉动骨骼才让你能够活动。其次，骨架也能保护你那柔软的器官。最后，骨骼也是储存钙的场所，这是人体细胞所需的重要矿物质。每块骨头中的矿物质大约会占总重量的 60% 呢！另外，骨头中还有 1/4 的活细胞，下面就请你来认识一下它们吧！

建造者

骨骼的建造离不开成骨细胞。它们靠团队合作，先造出一种叫做胶原蛋白的物质，再把这些柔韧蛋白质"编织"到一个基质里。尔后，成骨细胞会用钙和其他矿物质填充基质中的间隙，让它们变得更加坚硬。

在你的成长过程中，成骨细胞们会在每根长骨的末端辛勤地工作着。它们在这片名为"生长板"的建筑工地上不断地建造新的骨组织，让你的骨头变粗、变长。

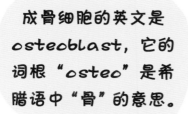

成骨细胞的英文是 osteoblast，它的词根"osteo"是希腊语中"骨"的意思。

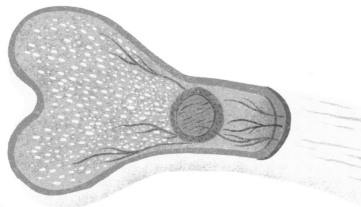

后备力量

骨骼的外部是紧实而坚硬的密质骨，但越靠中心，就越会呈现出像海绵一般的蜂窝状结构（松质骨）。"蜂巢"的空隙中，充满了一种叫做骨髓的组织，它们会为你制造新的骨细胞和血细胞。

守护者

骨细胞是你骨骼的守护者。一旦骨骼受到压力或是损伤，骨细胞就能有所感知，并告诉破骨细胞和成骨细胞展开修复工作。骨骼中有许多这样的守护者，一立方毫米的骨头（只有针鼻儿那么大）就包含大约 25000 个骨细胞！它们主要分布在骨骼本身的微小缝隙间，并靠长长的"触角"来相互连接、交流（有点儿像神经细胞）。

多亏了这些骨细胞，你的身体不仅能修复受损的骨骼，还能调节它们的坚固程度——不过这也需要你的更多参与。通过运动，适当的拉伸会让你的骨骼变得越来越坚固；如果欠缺这样的锻炼，它们就会变得越来越脆弱。

拆迁大队

你的骨骼中有一群具有破坏力的细胞——破骨细胞。它们负责溶解骨骼的受损部分，以便后续修复和强化工作的展开。如果你体内的其他地方缺少能量，它们还会分解骨骼来释放钙，从而帮你补充能量。

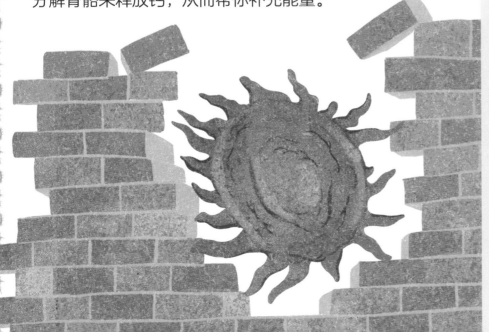

成骨细胞

别名：骨母细胞

所在位置：骨骼表层和生长板中

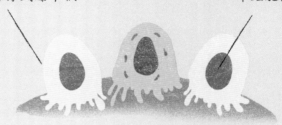

近似立方体或扁平状　　　单细胞核

直径约在 20~50 微米间

骨细胞

作用：维持成熟骨骼的新陈代谢

所在位置：骨组织内

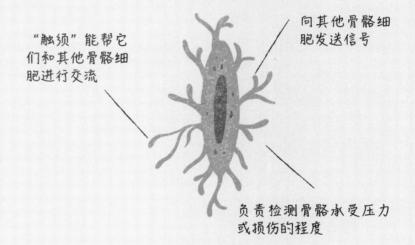

"触须"能帮它们和其他骨骼细胞进行交流

向其他骨骼细胞发送信号

负责检测骨骼承受压力或损伤的程度

长约 20 微米

破骨细胞

作用：分解破坏骨组织

所在位置：骨表面

巨细胞

有多个细胞核（因为由多个细胞结合而成）

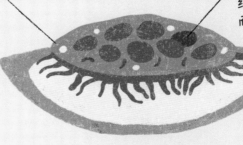

破骨细胞能分解吞噬掉坏死的骨骼，从而形成建造新骨的"基料"。

宽度可达 300 微米（0.3 毫米）

皮肤上的细胞

你的皮肤每天都会被按压、拉伸、抓挠、摩擦无数次，甚至可能受到损害——比如烧伤、擦伤或是长出水泡……好在，它们总有可能恢复原样，这就要归功于皮肤细胞的不断新生（这些细胞们也确实很乐于以旧换新）。

你知道表面积最大的人体器官是什么吗——答案就是皮肤！虽然它的厚度只有几毫米，但表面积很大，几乎覆盖了你的全身（每人的皮肤展开面积大概有两平方米），大约占你体重的 1/7 呢！

制造屏障

你的皮肤表层（也就是大家能看到、摸到的部分）其实是由已经死亡的皮肤细胞组成的。它们就像屋顶的瓦片一样紧密地堆叠排布开来，形成一道密实的防水层，能抵御细菌、热量、紫外线和有毒的化学物质。把衰亡的细胞放在最外层是一个非常明智的策略——既然它们已经死了，就不会再被外界的有害物质侵害。不过，这些细胞会不断被刮掉、冲掉或刷掉，以每分钟 40000 个的速度离开你。

角蛋白

你的皮肤细胞中有角质形成细胞，它们能够生产一种叫做角蛋白的坚韧蛋白质。这些细胞生长于你的皮肤深处，随着新细胞的生成，之前的老细胞会被"推"到皮肤表层。在这个过程中，角质形成细胞会产生越来越多的角蛋白，同时变得越来越坚韧。当细胞们移动到最上层时，也是它们的生命衰亡之时，这个周期大约会是 28 天。也就是说，每隔 4 星期左右，你就会获得一套全新的皮肤！

1 块指甲大小的皮肤，大约包含 500 万个皮肤细胞和至少 1000 个敏感的神经细胞末梢——实质上皮肤并不像看上去那样光滑哟！

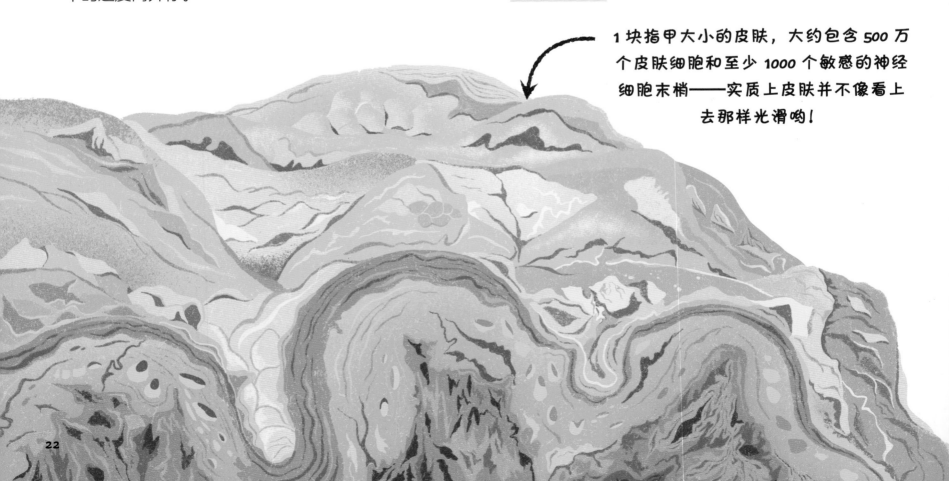

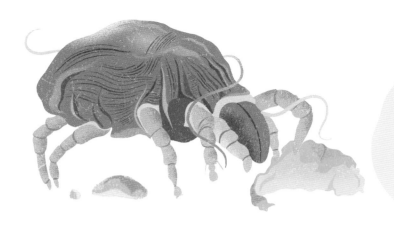

你每年脱落的皮肤细胞大约有500克。事实上，你家的灰尘中就有许多已经衰亡的皮肤，这对爱吃死皮的尘螨来说可是件大好事儿！

皮肤主要分为 3 层：

1）最顶层也就是最外层的表皮，主要由角质形成细胞构成，也包含一些黑色素细胞。不过这一层并没有分布任何血管。

2）中间层叫真皮，由坚韧且有弹性的胶原蛋白组成。这一层有血管带来的营养物质和氧气，有用来感受温度、压力和疼痛的神经细胞，还有汗腺、毛囊和皮脂腺（想知道它们是如何协作的吗，翻到第 38 页看一看吧）。其中，皮脂腺会分泌油脂，它们能维持死皮细胞的柔韧性和防水性。

3）最底层（也就是皮肤最内层）是皮下层，主要由脂肪和结缔组织构成——正是这些组织把你的皮肤与肌肉、骨骼连接在一起！

是什么让皮肤有了颜色？

你的皮肤不得不应对一些危险，其中最难对付的就是阳光中的紫外线，它们带来的辐射会伤害皮肤。好在，你的表皮深处有一种名叫黑色素细胞的特殊"防护专家"，它们会把制造好的黑色素颗粒传递给新的皮肤细胞。你皮肤中的黑色素细胞越多，就能制造出越多的黑色素。这种物质会保护皮肤免受紫外线辐射的伤害，也让皮肤呈现出颜色。

皮肤都是一样厚吗？

皮肤磨损越严重的地方，就会变得越厚。这也是你脚底的皮肤要比脚面的皮肤厚几毫米的原因。

角质形成细胞

所在位置：皮肤表层

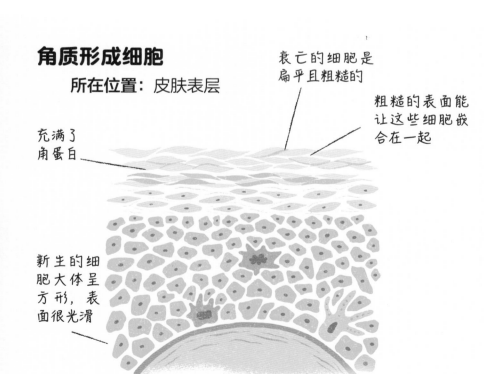

充满了角蛋白

衰亡的细胞是扁平且粗糙的

粗糙的表面能让这些细胞嵌合在一起

新生的细胞大体呈方形，表面很光滑

展平后的细胞直径在 10~20 微米间

黑色素细胞

功能：制造黑色素

所在位置：表皮的基底层

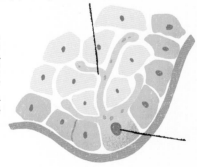

把含有黑色素的颗粒传递给附近的细胞

阳光中的紫外线辐射会对皮肤造成伤害，而黑色素能保护它们。

制造并储存黑色素

大小在 7 微米左右

肝脏上的细胞

肝脏是你身体里最大的器官之一。它的细胞能进行多任务处理，每天执行数百项不同的工作。这些细胞不仅要为你身体里的其他细胞提供必要的化学物质，还得清除任何可疑的"坏家伙"。

一个成年人的肝脏可以重达 1.5 千克——比大脑还要重一些！其中包含大约 20 种不同类型的组织，但最主要的是肝组织，它由折叠的肝细胞组成。这些细胞总是忙着制造、分解和储存数百种不同的化学物质。

努力工作

当你体内的血液带着营养物质从肠道到达肝脏时，肝细胞们就开始工作啦。它们会去除并分解可能会伤害你的有毒化学物质，起到过滤血液的作用；它们也会对你摄入的营养物质进行分类，把有用的维生素和矿物质储存起来，并把这些物质转化成人体细胞可以使用的形式；它们还会储备糖分，并在你需要时把糖分释放到血液中。

清洁机器

肝细胞会过滤并清除你体内的一些有毒物质，比如氨。这些细胞会不断地帮你清洗血液，确保里面只包含身体所需的东西。

肝细胞会生产胆汁，它们会顺着肝管进入胆囊。当你的肚子需要消化食物时，这些胆汁就会被排进消化道，帮你分解脂肪、中和胃酸。

肝细胞

肝脏所含肝细胞数量： 大约 25 亿！

所在位置： 肝脏

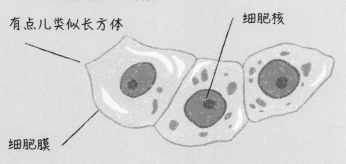

有点儿类似长方体

细胞核

细胞膜

宽约 20~30 微米

库普弗细胞

别名： 肝巨噬细胞

所在位置： 肝脏

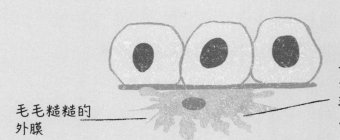

毛毛糙糙的外膜

寻找并吃掉已经衰老或垂死的细胞，还有那些从肠道潜入血液中的细菌

宽约 15~20 微米

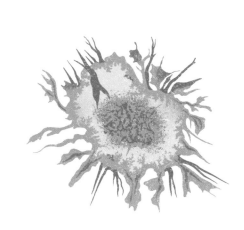

除了常规的肝细胞，你的肝脏上还有一群特殊的免疫系统卫士——库普弗细胞。它们附着在你肝脏的血管壁上，仔细检查流经的血液，以免有害的物质混入其中。

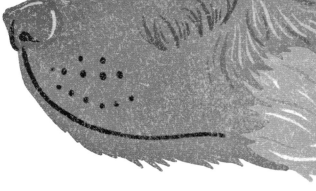

你的肝脏会分泌一种绿色液体，每天的产量能达到 **1 升**！这种液体就是胆汁，它们会帮助你的身体消化脂肪。

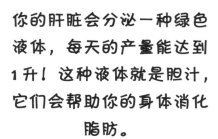

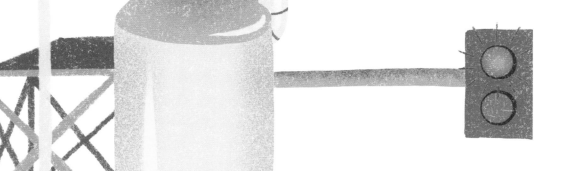

门卫

库普弗细胞就像是忠实的肝脏守护犬，一旦发现细菌、走向衰亡的细胞或者其他可疑物质，就会立马采取行动——吞掉它们！

25

生殖细胞

大多数人体细胞都有一套完整的染色体，生殖细胞却不同，只有半套，没有办法单独完成工作。

等你到了青春期，身体就会开始制造成熟的生殖细胞。不过，男生和女生所产生的生殖细胞并不一样——男性制造精子，女性则制造卵子。只有一个精子和一个卵子相遇，才有可能结合成一个全新的细胞，里面会有一套完整的指令！如果这个细胞正常发育下去，就会慢慢形成人类的样子……

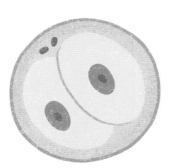
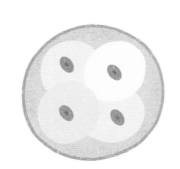
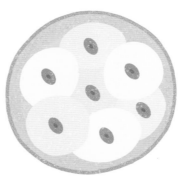
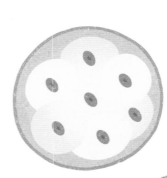

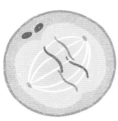
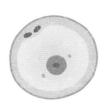
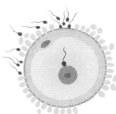
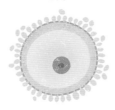

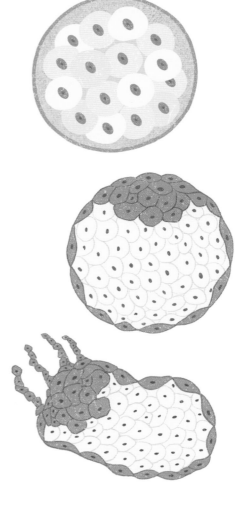

当精子遇到卵子后

1）精子和卵子结合成受精卵，并有了完整的 23 对染色体。受精卵一分为二，并各自具有一套完整的染色体。

2）接下来，每个细胞都会分裂成 2 个，2 个分裂成 4 个，4 个再分裂成 8 个，以此类推。

3）7 天后，当初那个受精卵已经变成了一个针头大小的细胞团。

4）这个团的中心有一组非常特殊的细胞，成员数是 30 个，被称为"干细胞"。它们可以分化成 200 多种人体细胞！

5）这些干细胞会继续分裂，大约在 14 天后开始"特化"。它们有的会变成肠细胞，有的会变成肺细胞，还有的会变成骨骼细胞或血细胞……

6）通过不断地自我复制，这团细胞会慢慢发育成一个由数万亿个细胞组成的婴儿，整个过程大约需要 40 周。

精子

大约从青春期开始，男生的睾丸就会制造精子。每天都会有成千上万的精子产生，它们每个都有一条长尾巴，这有助于游动着寻找卵子。

卵子

女生在月经初潮后，卵巢会在每月释放出一颗卵子，它比精子大很多。卵子含有大量的营养物质，如果卵子受精成功并开始发育成新胚胎，这些营养物质就会派上用场。

卵子被卵巢里较小的细胞包围着，它们会为卵子提供营养。

卵子

学名： 卵细胞
所在位置： 在女性卵巢中形成

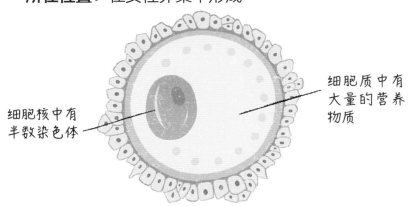

细胞核中有半数染色体

细胞质中有大量的营养物质

卵子的直径大约为 120 微米，也就是说用肉眼就可以观察到

精子

定义： 雄性动物的生殖细胞
所在位置： 在睾丸中形成

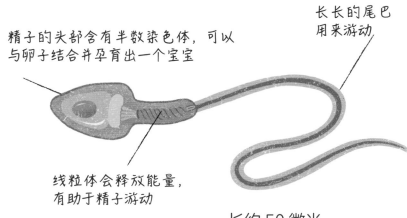

精子的头部含有半数染色体，可以与卵子结合并孕育出一个宝宝

长长的尾巴用来游动

线粒体会释放能量，有助于精子游动

长约 50 微米

第 三 章

从细胞到系统

你的身体相当于一个大社区，有 30 多万亿个细胞密集地生活在一起。与其他社群一样，人体大社区也需要依靠组织良好的系统来维持平稳的运作。

通过这一章，你能更仔细地观察人体内的重要系统，比如处理和运输食物的系统，废物处理系统，抵御危险入侵者的防御系统和对付潜入者的安全系统……最重要的是，你的身体还有一个专门做决策的控制中心和一个用来传递这些决策信息的通信网络。

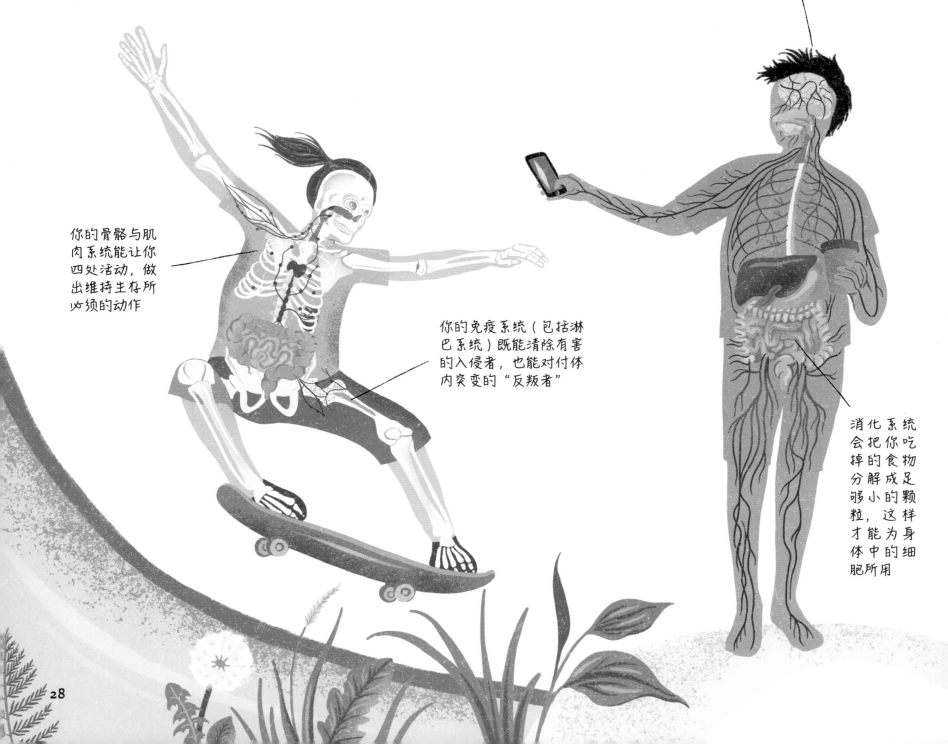

包括大脑在内的神经系统会帮你体察周围的世界，告诉你的身体如何应对外在环境

你的骨骼与肌肉系统能让你四处活动，做出维持生存所必须的动作

你的免疫系统（包括淋巴系统）既能清除有害的入侵者，也能对付体内突变的"反叛者"

消化系统会把你吃掉的食物分解成足够小的颗粒，这样才能为身体中的细胞所用

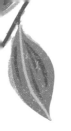

协作共赢

你体内的系统是相互联系的，它们彼此依赖。举个例子，当一个细胞在你的消化系统或呼吸系统中忙碌时，它为的可不仅仅是所属系统中的细胞，而是你体内的每一个细胞。尽管这些系统功能不同，但它们的总目标是相同的——帮你把体内环境维持平稳！

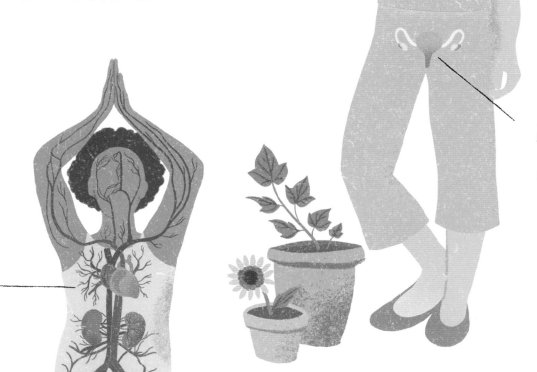

呼吸系统收集的氧气能帮细胞从食物中获取能量，同时排出细胞所产生的二氧化碳

生殖系统会帮你的身体传递遗传物质——你的细胞可能无法永生，但你的基因也许能永存！

心血管系统会为你的所有细胞持续地供应食物和氧气

泌尿系统会和一部分消化系统配合，清除你体内有毒的废物

你的细胞非常挑剔，它们喜欢……

· 37℃左右的温暖环境

· 适量的水

· 持续的食物供应

· 持续的氧气供应

· 需要及时进行清理

如果细胞的生存环境发生变化，它们就会开始"抱怨"！好在，你体内的系统会立即行动起来，让情况恢复正常。为了让你的 30 多万亿个细胞都最大化地发挥各自的作用，系统们必须做好"后勤保障工作"，努力为小家伙们维持最理想的环境状态。

消化系统

你体内的每个细胞都需要营养。从食物中摄取营养的工作就交给了你的消化系统，它就像是一条长长的管道——始于嘴巴，终于屁股！

你的消化管道大约有 9 米长。食物在通过管道的过程中，会被分解成能进入细胞的大小——就像把 1 粒豌豆分成 1000 万份后的样子（这工作量就好比是把巨大的珠穆朗玛峰分解成了沙粒）！这项艰巨的任务会由消化系统中的各种细胞来完成。

上皮细胞

和你一样，你的消化系统也有"皮肤"，而且比真正的皮肤更柔软，更黏滑。上面的黏液会由特殊的杯状细胞不断释出，以此来保护表层细胞不被食物划伤，同时还能防止它们把自己消化掉！即便如此，消化道壁上的细胞还是很快会在你咀嚼和吞咽的过程中被磨损掉，所以每四到五天，它们就会更新换代一次。

肌肉细胞

由于食物不会自动进入你的食道，所以需要食道上的平滑肌细胞帮忙，把它们挤压到你的胃里。即使你在倒立，这些细胞也能顺利完成工作哦！

胃酸细胞

你的胃壁上至少有 4 种类型的细胞，它们能分泌出不同的化学物质，包括能分解蛋白质和脂肪的酶，给你饱腹感的化学信使，还有一种能把食物上的细菌消灭掉的强酸。

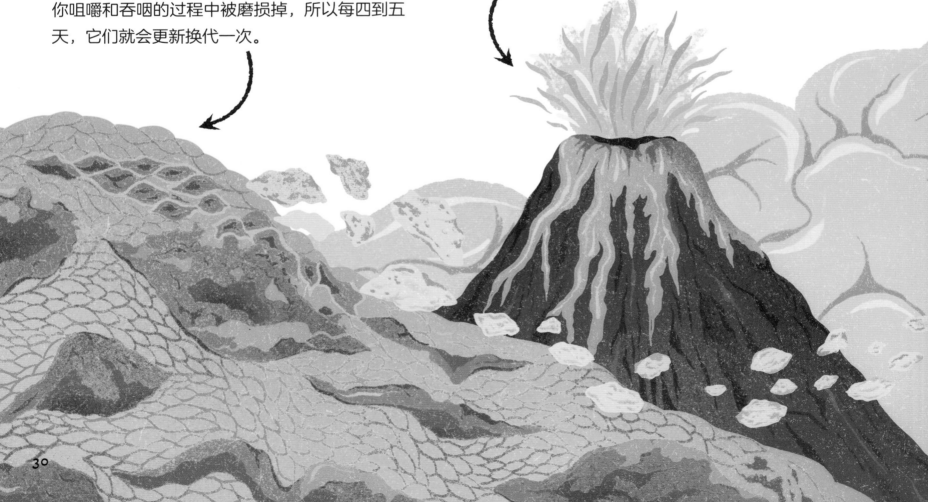

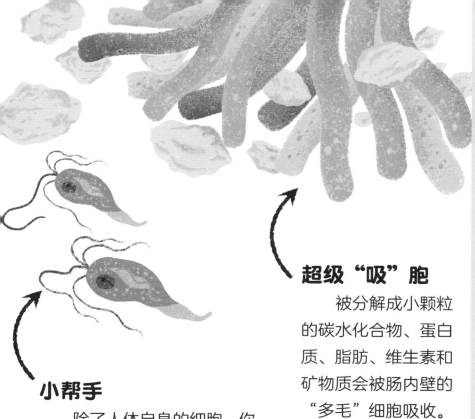

小帮手

除了人体自身的细胞，你的肠道中还有一大群外来"细胞"，那就是单细胞的细菌。

它们能帮消化系统分解食物，随后与粪便一起排出去（你的"便便"中至少有三分之一是它们哦）！

超级"吸"胞

被分解成小颗粒的碳水化合物、蛋白质、脂肪、维生素和矿物质会被肠内壁的"多毛"细胞吸收。通过细胞后，这些物质会进入血液，流向你的肝脏。

"咕咕"细胞

消化系统内层有一种神经细胞，它们能向你的大脑发送消化信息。当你紧张或焦虑的时候，大脑通常会让胃部的一部分血液流到肌肉那里，好为下一步的行动做好准备。但这样一来，消化系统的神经细胞就不满意啦，它们会开始"咕咕"抱怨，让你有一种肚子饿了的感觉。

胃壁细胞

别名：上皮细胞／泌酸细胞
所在位置：胃壁

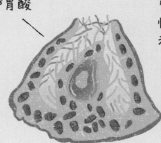

分泌胃酸

它们在危险的酸性环境中只能存活 3 天左右。

直径约为 20 微米

肠上皮细胞

别名：柱状细胞
所在位置：肠道

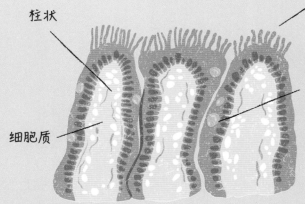

细胞表面折叠成纤细的"手指"，为吸收食物提供更多空间

柱状

细胞质

食物通过细胞壁进入细胞，再从另一侧出去，为进入血管做好准备

每根"手指"仅有 1 微米长

杯状细胞

功能：分泌黏液
所在位置：消化道、呼吸道等地方

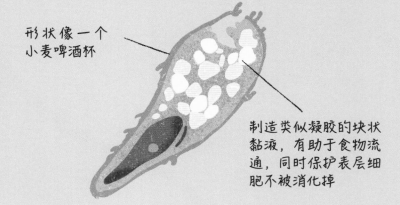

形状像一个小麦啤酒杯

制造类似凝胶的块状黏液，有助于食物流通，同时保护表层细胞不被消化掉

大约有 11 微米粗

呼吸系统

如果把你吃下去的食物比作细胞的"燃料"，那么它们就需要氧气来"助燃"。这就多亏了你的呼吸系统，是它们帮助你呼吸，帮细胞完成气体交换。

深呼吸，你能感受到空气在你的呼吸系统中流动……它们通过你的鼻子和嘴巴，顺着气管一路向下，在气管叉处分成两路，再进入无数根更加纤细的支气管。在支气管的末端，分布着一串串葡萄状的囊，这就是肺泡。涌入的空气会让你体内的 3 亿多个肺泡膨胀起来，它们小而有弹性，就像气球一样。

可以穿越的墙

肺泡的囊壁很薄，薄到跟一个细胞差不多！当肺泡被空气充满时，氧气会穿过囊壁进入另一侧的血管——血管离囊壁只有 1 微米的距离。反过来，二氧化碳则会以相反的方向通过肺泡，最终被你呼出体外。

肺泡壁主要由两种细胞组成，第一种像是建筑墙壁所用的扁扁的方砖；第二种则更大，能产生一种活性物质。这种物质能防止肺泡像沾了水的瘪气球一样粘连到一起。

你的身体不能存储氧气，所以呼吸系统必须全天候工作。大多数人只能屏住呼吸 30~90 秒，再久些的话，细胞们就要"抗议"啦。

二氧化碳

氧气

肺泡

血管

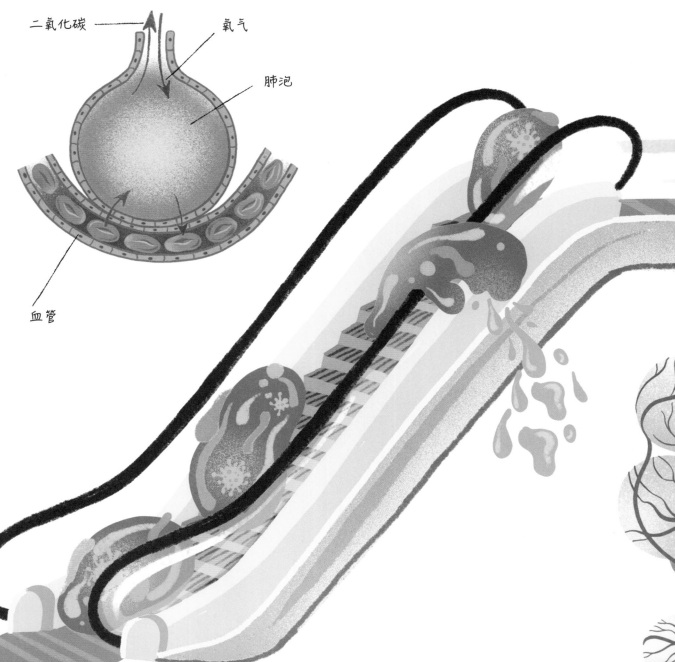

呼吸系统会不断把外界的空气带进你的身体，这些空气很难是纯净的，它们常带有一些人看不见的可恶小东西——病菌、花粉、灰尘和小颗粒污染物。那么你的呼吸系统会如何应对它们呢？答案就是鼻涕"滚梯"！

来看看这部电梯是如何起作用的吧！与肺泡细胞不同，上呼吸道的许多细胞长有细细的纤毛，它们中间还分布着杯状细胞（还记得它们吗？翻到第31页找找答案），能喷出一滴滴黏液。这些黏液会"捕捉"脏脏的小东西，再借助细微的纤毛把它们顺着咽喉"推"下去。这些黏液可能会被当作痰咳出去，但它们大部分还是会被吞到肚子里（接下来的工作就交给胃酸了）！

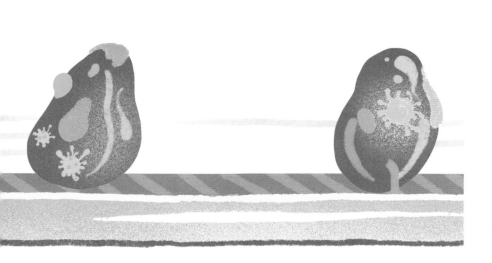

如果把你身体里的肺泡全部展开拼接在一起，它们的总面积会跟一个网球场差不多！

I 型肺泡细胞

别名： 小肺泡细胞

功能： 组成薄薄的肺泡壁

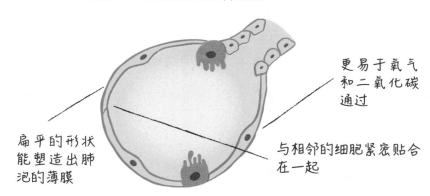

扁平的形状能塑造出肺泡的薄膜

更易于氧气和二氧化碳通过

与相邻的细胞紧密贴合在一起

单个细胞就可长达 2000 微米（2 毫米），但厚度只有 0.1 微米！

II 型肺泡细胞

别名： 大肺泡细胞

功能： 分泌能调节肺泡的物质

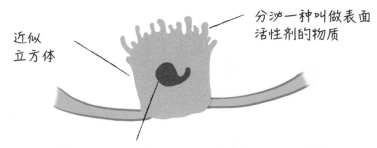

近似立方体

分泌一种叫做表面活性剂的物质

可以转化成 I 型肺泡细胞，从而顶替受损的细胞

宽度约为 9 微米

纤毛细胞

别名： 柱状纤毛细胞

所在位置： 常见于呼吸道上皮

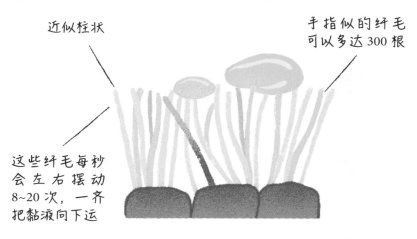

近似柱状

手指似的纤毛可以多达 300 根

这些纤毛每秒会左右摆动8~20次，一齐把黏液向下运

大约有 5 微米长，但只有 0.2 微米宽

心血管系统

现在，你已经了解了食物和氧气的收集方法，它们还要被输送到每个细胞那里，这就要靠你的心血管系统来完成啦！

作为你身体组织的一部分，血液会负责把食物和氧气输送到体内各处。你的心脏会让血液在庞杂的血管网络中保持流动。正是它们共同组成了复杂的心血管系统（有时也被称为循环系统）。

除了确保所有细胞都有营养和能量来完成各自的工作，心血管系统还要收集它们产生的废物，并把这些东西带到"垃圾处理厂"进行清除或回收。

因此，心血管系统要合理地规划路线，把工作效率保持在最好的状态。总的来说，你的血管会形成两大条独立的回路。较小的那条回路（肺循环）用于把血液从心脏输送到肺部，血液会在那里排出二氧化碳，再带着吸收到的氧气回到心脏。同样是从这里出发，血液又会通过另一条较长、较复杂的回路网络（体循环），把氧气和营养物质带到你体内的各个角落——上到头皮，下到脚尖。

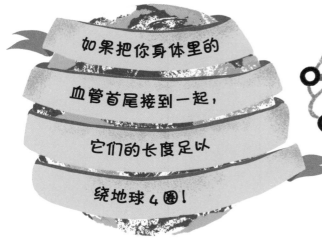

如果把你身体里的血管首尾接到一起，它们的长度足以绕地球4圈！

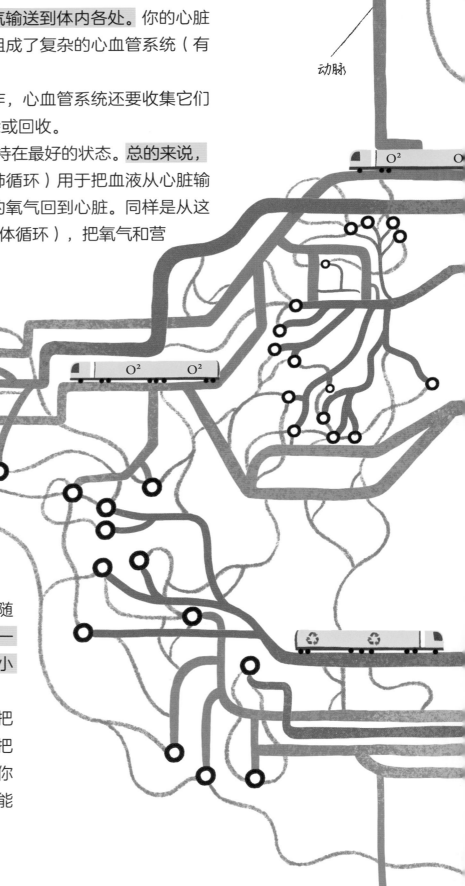

动脉

超级高速公路

你的血管网络从大动脉这条公路主干道开始，它会随着血液流通所产生的压力而膨胀。血液在干道上"行进"一段后，便会分流到稍细一些的次干道血管，最后流进最细小的毛细血管中。

血液在这条风景优美的高速公路上行驶时，红细胞会把氧气释放给毛细血管周围的细胞。作为回报，这些细胞会把二氧化碳交给红细胞。由于毛细血管分布得非常密，所以你不用担心有细胞被落下，它们都和血管靠得很近。你甚至能从自己的眼白中看到那些枝枝叉叉的毛细血管呢！

驶向康庄大道

由于你的血管网络形成的是回路，所以毛细血管会再次汇成粗粗的干道，但公路的名字从动脉变成了静脉。这条路会让满载着沉重二氧化碳的血液返回心脏，好开始下一段旅程。

静脉

前往肺部

O²

O²

CO²

毛细血管

毛细血管内皮细胞

简称： 内皮细胞

所在位置： 毛细血管壁

又扁又平，让血管壁尽可能薄

不规则的多边形

就连细胞核都是扁平的

细胞之间紧密相接，以防血液渗漏出去

细胞膜能筛选进出细胞的物质

宽在 50~70 微米间，但厚度只有 0.1~10 微米

羊肠小路

毛细血管比你头顶的发丝还细，它们的血管壁只有一个细胞那么厚，为的是让氧气和营养物质轻松穿过。它们可不会随随便便让东西进出你的血液，会仔细做好把关工作，筛选可以进出的分子。

细胞的呼吸

对人类来说，呼吸的过程可以简单理解为"喘气"，但同时，呼吸也是一种化学反应，它会发生在你身体的每个细胞中。糖与氧气会反应生成二氧化碳和水，同时释放细胞可用的能量。每天，你的身体大约会因化学反应而产生 300 毫升的水，它们会在体内被重新利用；但二氧化碳的积聚会让你的细胞中毒，因此需要血液把它们运送到肺部，并在那里把它们排出去。

运动系统

和变形虫相比，你的身体比它大几十万亿倍。所以你需要一个完整的系统来支撑身体，并靠它到处走动就不奇怪了。当你身体中的细胞吸收了充足的营养和氧气，就有体力更好地完成各自的工作啦。

你的运动系统主要由骨骼和肌肉两大部分组成。骨骼会支撑起你的身体，同时保护脆弱的人体器官；肌肉（这里主要指骨骼肌）则会拉动你体内的骨骼，让它们能够移动。

你的骨骼肌会附着在骨关节的不同面上，这样骨头就成了杠杆，收缩的肌肉能通过改变长度来拉动它们。不过，骨骼肌只能产生拉力，而不能推动骨骼，所以它们需要成对完成工作——肱二头肌收缩时手臂弯曲，相对的肱三头肌收缩才能让手臂张开。

从细胞到纤维束

在显微镜下，你的骨骼肌看起来呈条状，这就是肌肉细胞如何构建肌肉组织的线索。骨骼肌由一束束的纤维组成，纤维束（肌群）则由一条条肌纤维（也就是肌细胞）组成。你的骨骼肌在放松时，肌纤维只是轻轻搭在一起；但当肌肉收到来自神经系统的电信号后，肌纤维中的肌丝就会滑动到一处堆叠起来，整块肌肉就会变得又粗又短，骨骼也会随之被拉动起来。

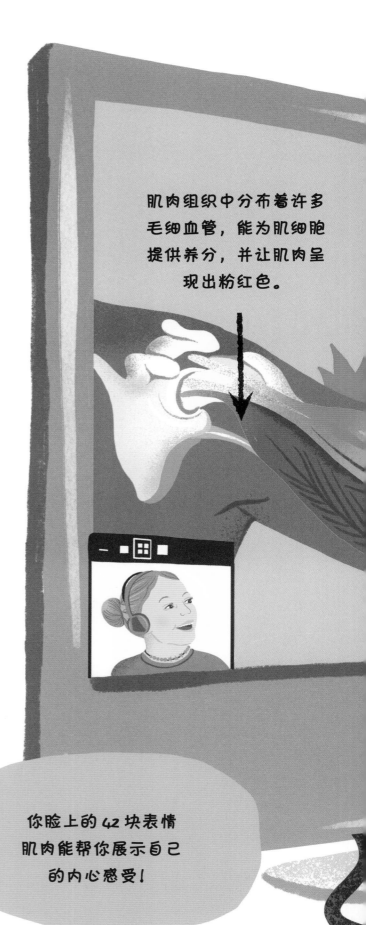

肌肉组织中分布着许多毛细血管，能为肌细胞提供养分，并让肌肉呈现出粉红色。

你脸上的42块表情肌肉能帮你展示自己的内心感受！

骨骼肌纤维

学名：骨骼肌细胞

所处位置：你的骨骼肌

很长

管状

充满了蛋白质长链。

每条肌纤维有数个细胞核

肌细胞在收缩状态下长 2~3 微米，在放松状态下则能长达 30 微米

你全身上下大约有 640 块骨骼肌。通常情况下你能随意控制它们，只要你想。

能者多劳的肌肉

可别以为肌肉只在你动的时候工作！即便你静止不动，它们也在辛苦地用力。肌肉中的微小传感器会不断向你的大脑发送关于肌肉长度和张力的信息，同时大脑也在不断反馈使肌肉做出微小的调整，让你的身体保持你需要的姿势不动。除此之外，你身体的大部分热能都是由肌肉收缩产生的，好让你的腋下温度维持在 36~37℃。

软骨细胞

软骨细胞构成的是一种坚韧且光滑的组织——软骨，它们大多长在骨头末端的关节上。除此之外，你身体的其他地方也有软骨的分布，比如外耳廓。

软骨

它们是平滑肌细胞，共同组成了你的平滑肌。这种肌肉主要分布在你的消化道和呼吸道上，会自动收缩和放松，而不像骨骼肌那样需要靠你的意识来工作。

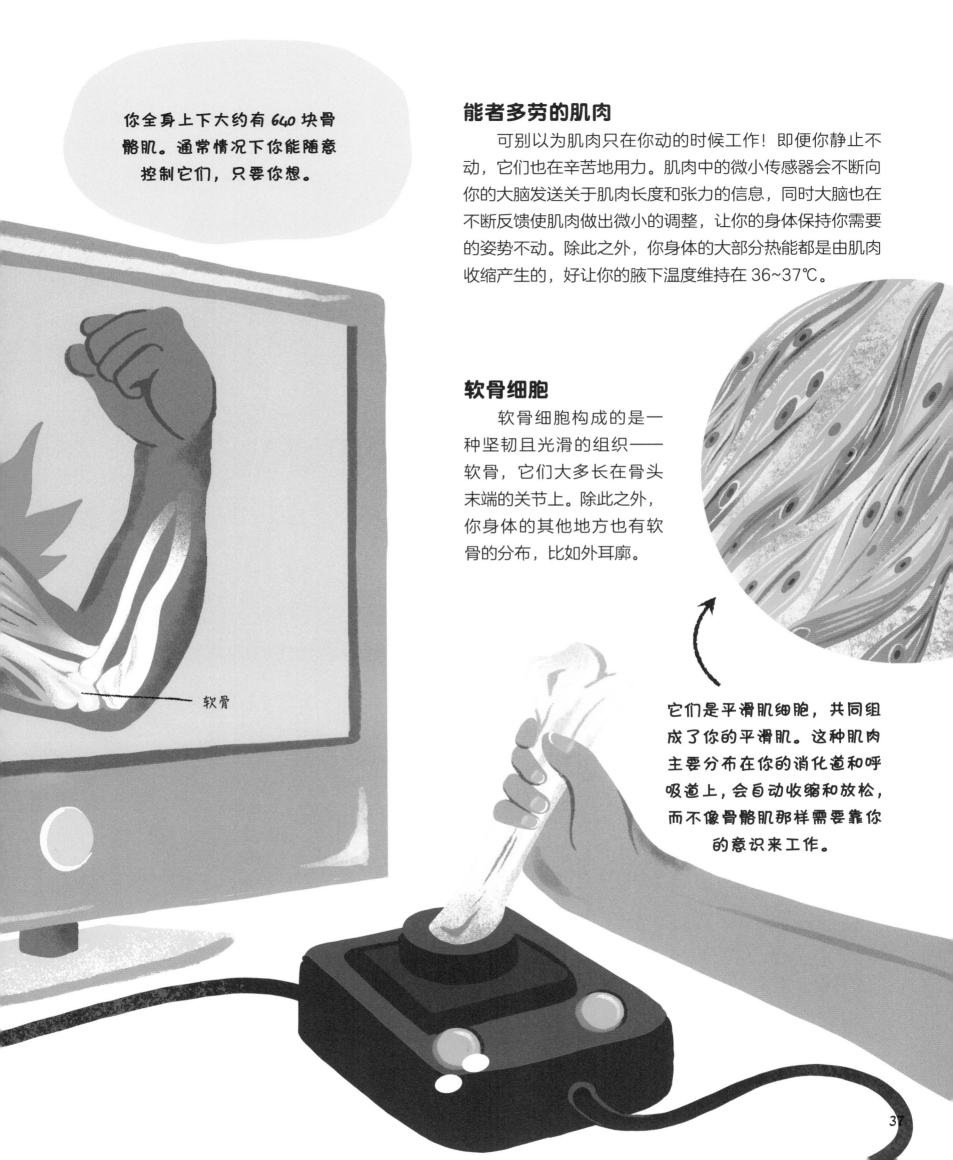

皮肤系统

了解完运动系统，来看看包裹在骨骼与肌肉外的皮肤吧（翻到第 22 页，可以回顾皮肤细胞的相关知识哦）！皮肤是你体内数万亿细胞与外界环境之间的屏障，是一个了不起的超级英雄。不过英雄也不能单打独斗，它有头发、指甲、油脂和汗液的帮助。这 5 个搭档组成的绝妙组合就是你的皮肤系统！

你的表层皮肤主要由衰亡的细胞和一些分泌物组成。它们共同保护着你体内的健康活细胞免受外界威胁，比如病菌、有毒的化学物质、过敏原、极端温度和磕碰。除此之外，它们还能防止水分肆意流失，毕竟水对你的身体来说非常重要。

这些都是皮肤系统需要面对的反派！

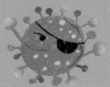   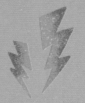 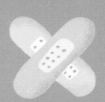 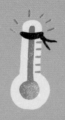

| 病菌 | 有毒的化学物质 | 过敏原 | 危险的辐射 | 磕碰与剐蹭 | 极端温度 |

多面手

皮肤细胞很擅长再生和自我修复。除了防护工作，它们还有许多其他事情要做，比如制造维生素 D，检测压力、疼痛和温度变化。

恒温系统

你的体温之所以会维持在 36℃ 多，和皮肤作用是分不开的。如果你的身体过热，皮肤中的毛细血管就会扩张，让血液流向表面，热量也会在那里散去。与此同时，你皮肤中的腺体会排出汗液，它们的蒸发也会起到降温的作用。相反，如果你的体温过低，毛细血管会收缩，血流量减少，你体内的热量就不会散出去啦！

汗珠

汗管

你的头发每天大约会长 0.3 毫米，指甲则会长得慢一些——每周只有 0.5 毫米。

头发和指甲

　　和皮肤一样，你的头发和指甲也是由充满角蛋白的已衰亡细胞组成的。新生的细胞会从发根和甲根处向上"推"，呈现出来的就是头发和指甲的生长。头发能帮你的头皮保温，指甲则像是指头的盔甲，能保护你的末梢神经和血管。

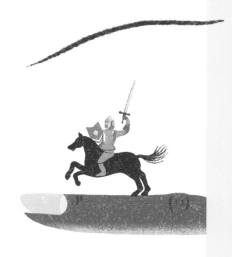

头发的颜色

　　你的头发之所以有颜色，原因和肤色的形成类似。黑色素细胞会把微小的颗粒传递到新生成的毛发细胞中，里面的色素会让你的头发显现出颜色。人类头发中不同色素的比例和扩散方式会赋予每一根头发特殊的颜色。随着年龄的增长，身体里的黑色素细胞会慢慢失去活跃性，并停止传递色素，最终让整根头发变成白色或灰色。

肌肉的收缩会让你的毛发立起来，变蓬松后它们也更容易"捕获"皮肤表面的一层温暖空气。

黑色素细胞

　　别名： 黑素细胞

　　所在位置： 作用于毛发的黑色素细胞主要分布在毛囊附近

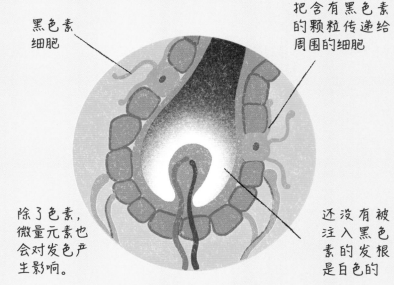

黑色素细胞

把含有黑色素的颗粒传递给周围的细胞

除了色素，微量元素也会对发色产生影响。

还没有被注入黑色素的发根是白色的

伸出"触手"的黑色素细胞大约长 20 微米

存在即合理

　　除了恒温与防御，你的皮肤腺体还会分泌一些不怎么招人喜欢的东西——汗液、油性皮脂和耳垢。不过可别小看它们哟！汗液能帮你维持体温，同时让你有了自己专属的气味；皮脂能滋润皮肤，抵御病菌；耳垢则是汗液、皮脂和死皮细胞的混合物，能拦截灰尘、细菌等其他有害的东西。别看耳垢脏脏的，它们的特殊味道能防止小虫进入，弱酸性的状态还能避免细菌滋生呢！

免疫系统

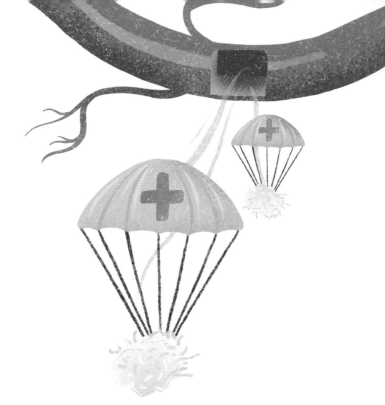

如果有害的微生物已经通过了你的鼻涕、汗液、耳垢等防御关卡，那该怎么办呢？别担心，还有机会对付它们，因为你有免疫系统这个专属部队。这支勇敢的部队会随时待命，好追踪和消灭对你有害的入侵者。

免疫系统很难被直观地呈现出来，因为它在你体内无处不在！这支由不同细胞组成的部队会给每名士兵分配特定的任务。它们还会与淋巴系统密切合作，这个系统主要是由淋巴管、豆状淋巴结和某些器官构成，比如胸腺、脾脏和扁桃体。

当病菌突破了你的第一道防线，免疫系统中的白细胞就会率先冲锋陷阵。它们诞生于你的骨髓（由干细胞分化而来），并在胸腺或淋巴结那里完成发育。成熟后的白细胞会在血液免疫和淋巴免疫机制中发挥作用。

作战有策略

想打胜仗，光靠一个兵种可不行哦——白细胞可以分成 5 种不同类型，它们各有所能，一起组成防线。当你的身体受到外伤或是有微生物侵入时，单核细胞（巡逻兵）和中性粒细胞（主力军）就会赶到现场。在那里，毛细血管壁开始渗漏，让这两种有着吞噬功能的白细胞通过——就像路上的车都会给救护车让道一样。它们进入受损的组织后，就会立刻散开，把所有可疑的东西吞噬掉。每个单核细胞战士生前大约能打败 100 个敌人，牺牲后的它们会和受损的组织形成脓液。这些包含细菌的液体堆积在"战场"，会让你感觉到肿痛。

除此之外，嗜酸性粒细胞、嗜碱性粒细胞和淋巴细胞会分别对抗寄生虫与过敏反应，还能在同一种病菌再次入侵时及时采取行动。

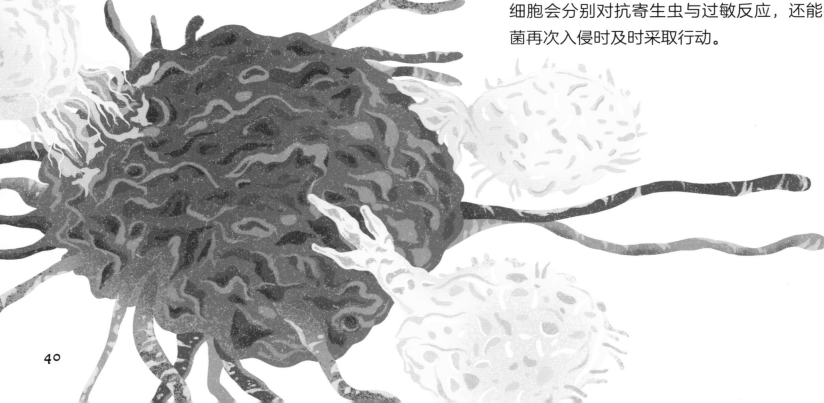

有的放矢

你的免疫系统能自我训练，学习掌握一些敌人的弱点，并在它们下次出现时迅速展开围攻。负责这个任务的就是淋巴细胞啦。分化成巨噬细胞的单核细胞吞噬掉敌人后，会把它们身上的标志（被称为抗原）呈现给淋巴细胞。然后，淋巴细胞会重新编辑"指令"，用微小的抗体来标记抗原，好让下一批单核细胞轻易识别敌人，速战速决。

有记忆的细胞

当某种细菌第一次入侵你的身体时，淋巴细胞需要几天时间来学习如何产生正确的抗体。激烈的战争过后，一部分淋巴细胞会留在你的体内，等同一类敌人再次入侵时，它们会立即帮免疫系统消灭有害微生物，让你免于生病。你的身体"记住"了敌人，这就是免疫的原理。

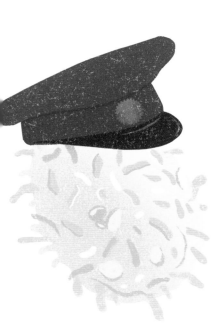

体内巡查

遍布你全身的组织液分布在各个细胞之间，它们一旦进入淋巴系统，就会变成淋巴液。之后，它们还会回流到你的血液中。

中性粒细胞

别名：嗜中性粒细胞
所在位置：你的血液和淋巴液

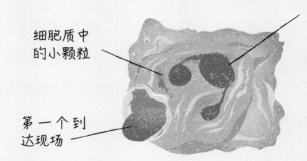

细胞质中的小颗粒

分叶状细胞核

这些主力军会追上细菌并吞噬它们。

第一个到达现场

比巨噬细胞吞得快，但没它们吞得多。

直径在 9~15 微米间

单核细胞

来源：造血干细胞
所在位置：你的血液、淋巴结等身体组织内

细胞核很大

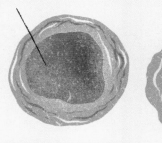
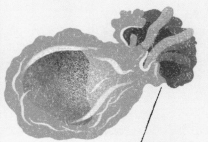

可以从血液进入其他身体组织，并在那里变成"大胃王"巨噬细胞。

追逐、吞噬和消灭细菌

直径在 15~18 微米间

淋巴细胞

分类：T 细胞、B 细胞和自然杀伤细胞
所在位置：你的血液和淋巴液

T 细胞攻击特殊的敌人

B 细胞产生的抗体会附着在特定的敌人身上

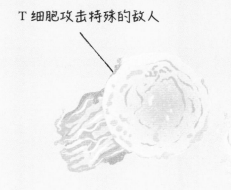
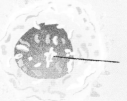

巨大的圆形细胞核

直径在 7~15 微米间

泌尿系统

你身体里的细胞都在勤恳地工作，同时它们也会产生大量的垃圾。由于细胞都有各自的特定工作要做，所以它们只能把废物先排进你的血液，再由你的泌尿系统来进行处理……这就是尿液的形成过程！

即便是无害的东西，过量的话也会变成有害的，就连水也不例外。好在你的泌尿系统会通过尿液的多少来调节你体内的含水量。这个系统包括肾脏、输尿管、膀胱和尿道，尿液会从肾脏产出，然后依次经过输尿管、膀胱和尿道排出你的体外。

超级过滤机

你可以把尿液看作处理废弃化学物质后的废水。你的肾脏就像是两台过滤机，不断把你血液中的垃圾筛出去。每台过滤机都由一百多万个肾单位构成，它们除了帮忙过滤血液，还会重新吸收身体所需的物质。

每个肾单位都由毛细血管和肾小管缠结而成，除此之外还有球状的肾小体。

尿液从肾脏出来后，会顺着两根输尿管进入膀胱。这里是暂时储存尿液的地方，可以变形。所以膀胱壁需要有足够的弹性，这就多亏了有着特殊形状的上皮细胞。除此之外，膀胱内还分布着神经细胞，好让你知道什么时候该去小便了！

过滤出的是什么?

　　肾脏过滤出的尿液中大部分是水,此外还有盐、酸和大量的尿素(人体细胞产生的主要废物之一)。当然,糖、蛋白质、可溶于水的维生素和泌尿系统内壁的磨损细胞也可能在其中。你每天排出的尿液大约会溶解 50 克这样的物质,是你正常代谢的一部分。

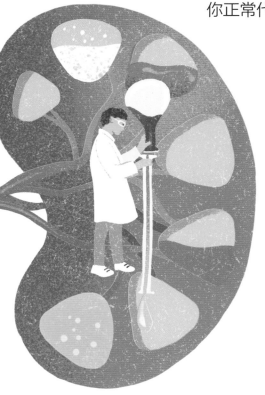

> 每隔大约 4 分钟,你体内的血细胞就会重新经过肾脏。

泌尿系统上皮细胞

学名:移行上皮细胞

所在位置:膀胱、输尿管等

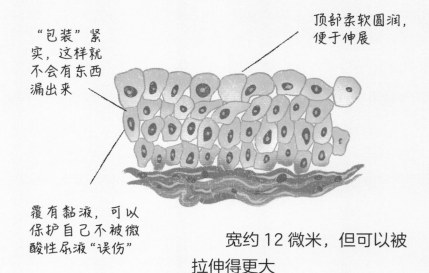

"包装"紧实,这样就不会有东西漏出来

顶部柔软圆润,便于伸展

覆有黏液,可以保护自己不被微酸性尿液"误伤"

宽约 12 微米,但可以被拉伸得更大

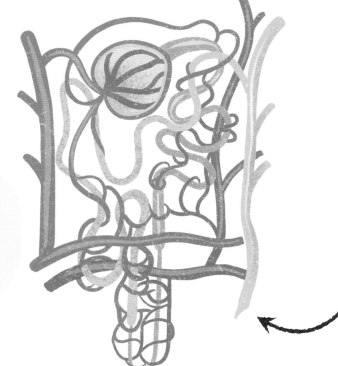

肾单位

　　当血液被压送到肾单位时,其中几乎所有物质——水、盐、营养物质和废弃物都会被过滤出来,进入肾小管。只有红细胞、白细胞以及蛋白质这种矮矮胖胖的分子被留在血液中。肾脏中的细胞只会让你身体需要的东西一点点回流到血管里,而且它们的量非常精确——你需要多少,就留下多少。

为什么尿是黄的?

　　古时候,人们相信黄色的东西都是金子做的,所以曾花费很多时间从尿液中收集这种宝贵的金属……结果当然是令人失望的。其实,尿液的颜色主要来自一种化学物质,你的肝脏会在分解衰老血细胞时产生它们。有时,你所吃的食物也会影响尿液的颜色,比如红心火龙果。

神经系统

你身体里的细胞各司其职，但也需要统一的协调，这个工作就交给神经系统来完成。它会帮细胞们收集信息、相互交流并协同工作。面对如此艰巨的任务，这个系统每秒钟要发出数百万个电信号，它们就像是高速列车一样在你的体内飞驰。

你的神经系统主要涉及 3 个部分：
- 监控身体内外情况的感受器；
- 处理信息并下达决策指令的大脑；
- 向器官、组织和细胞传递信号的巨大神经网络。

这些部分由不同种类的神经细胞（也就是神经元）组成，它们中的大部分聚集在你的脑中。剩余的数百万个神经细胞则分布在你体内的其他地方，构成一个复杂的神经网络。

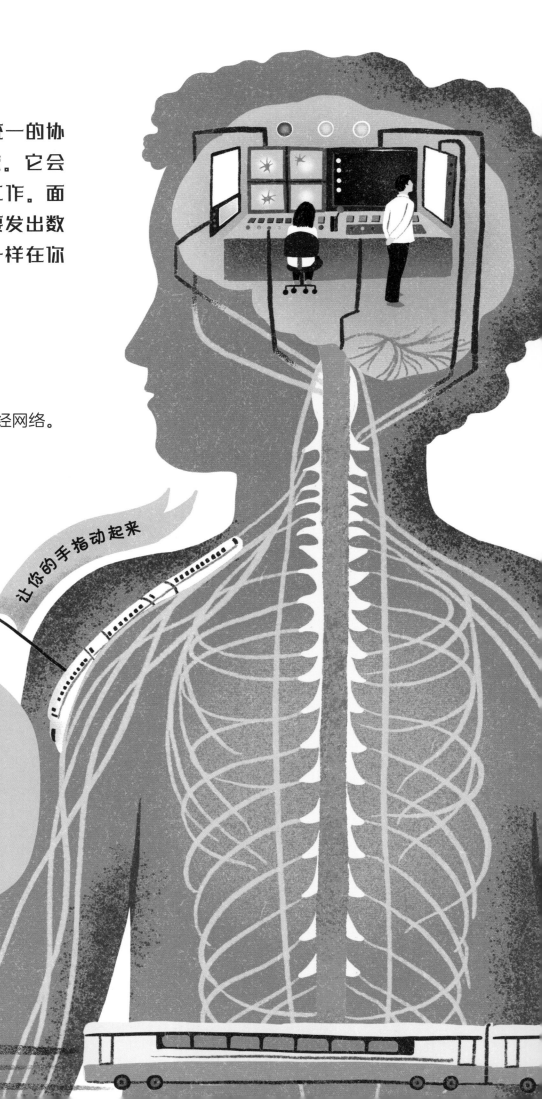

让你的手指动起来

一束束的神经细胞轴突构成了你的一条条神经，它们能在身体的不同部分间形成连接。有的神经负责把信号传递到脑，有的则负责把脑的信号传送至身体的其他部分，让它们采取行动，比如让你的肌肉动起来。不过大部分神经都有能双向传递信息的细胞。

手拉手，结成网

神经细胞和其他类型的细胞很不一样（翻到第13页，回顾一下和它们有关的知识），长长的"手指"能让它们彼此间形成连接。仅在一瞬间，单个神经细胞就能与其他神经细胞建立起成千上万条连接！

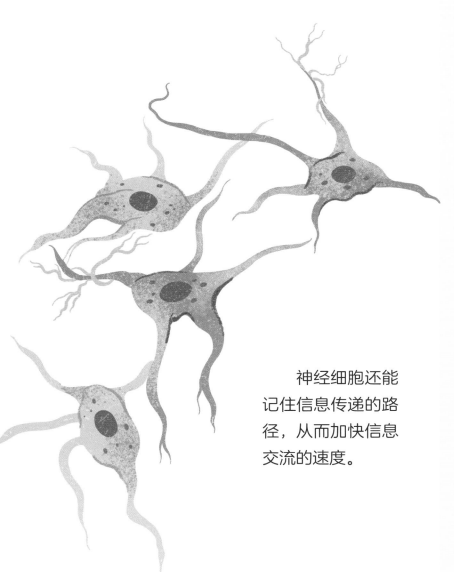

神经细胞还能记住信息传递的路径，从而加快信息交流的速度。

神经细胞

别名： 神经元

所在位置： 神经系统中

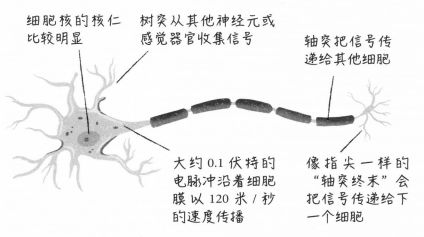

细胞核的核仁比较明显

树突从其他神经元或感觉器官收集信号

轴突把信号传递给其他细胞

大约0.1伏特的电脉冲沿着细胞膜以120米/秒的速度传播

像指尖一样的"轴突终末"会把信号传递给下一个细胞

神经元之间的连接部位叫做"突触"，对信息的传递来说非常重要

雪旺细胞

别名： 施万细胞

所在位置： 轴突外的髓鞘上

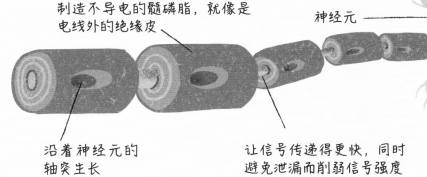

制造不导电的髓磷脂，就像是电线外的绝缘皮

神经元

沿着神经元的轴突生长

让信号传递得更快，同时避免泄漏而削弱信号强度

单个雪旺细胞可长达400微米（0.4毫米）

发送信号

当神经细胞被某样东西刺激时，化学变化会触发微小的电脉冲，它们会像电波一样沿着细胞膜传递下去。如果有足够强的电信号到达轴突的末端，就会让下一个神经细胞产生化学"神经递质"，从而形成新的电信号。这一切的发生大约仅在0.001秒内！与此同时，你的大脑会观察信号，判断信号的来源和送达频率，从而对信号进行解码。接下来，就请你睁大眼睛，好好看看这个神奇的过程吧。

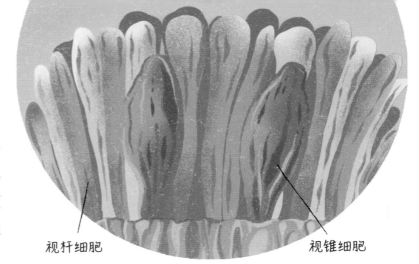

視杆細胞　　　　　　　　　　　　視錐細胞

相信光吗？

　　你所知道的来自外界的信息有很多都是靠眼睛收集的，甚至比其他感官所得信息的总和还要多！这些信息以光的形式从你周围的物体表面反射进你的眼睛。在这之后，眼睛会把倒置的图像"映"在眼球后部的视网膜上。这层膜上挤满了数以百万计的特殊细胞，一旦有光照射到它们，就会立马兴奋起来。这种细胞就是感光细胞，形状分为长杆状和长锥状两种。

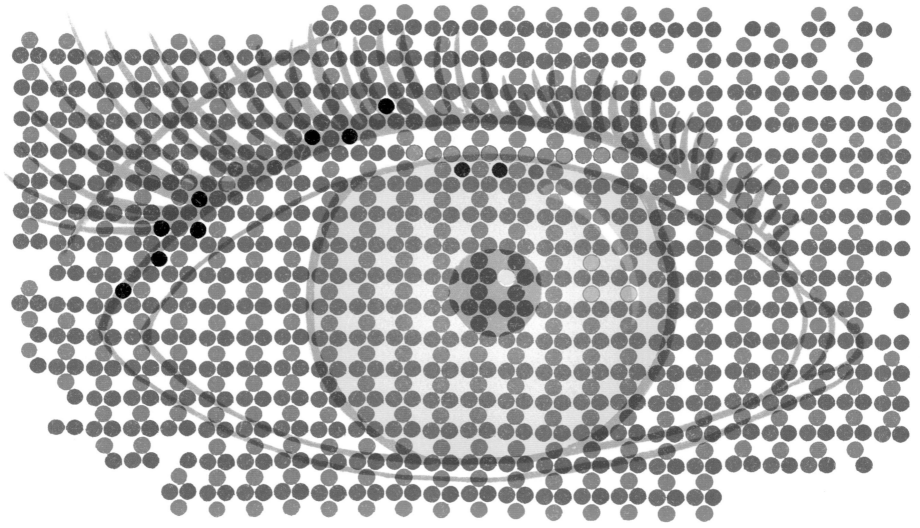

视锥细胞

　　每只眼睛的视网膜有大约七百万个视锥细胞，它们能对红光、绿光或蓝光产生反应。你的大脑会比较来自不同视锥细胞的信号，从而判断出你看到的是什么颜色。举个例子，如果你面前有一个紫色的物体，触发的就是能被红光和蓝光激活的视锥细胞。

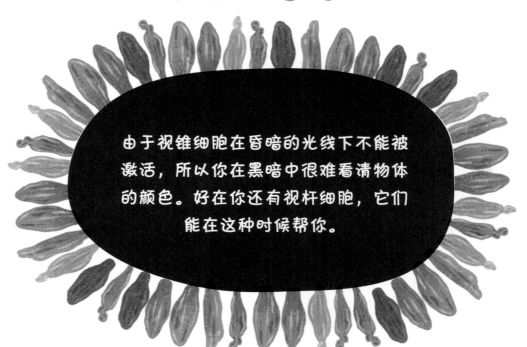

由于视锥细胞在昏暗的光线下不能被激活，所以你在黑暗中很难看清物体的颜色。好在你还有视杆细胞，它们能在这种时候帮你。

视锥细胞

别名： 锥状光感受器
所在位置： 视网膜底层

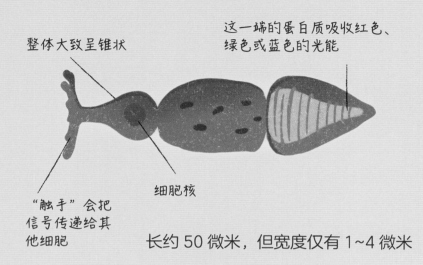

整体大致呈锥状

这一端的蛋白质吸收红色、绿色或蓝色的光能

"触手"会把信号传递给其他细胞

细胞核

长约 50 微米，但宽度仅有 1~4 微米

视杆细胞

别名： 杆状光感受器
所在位置： 视网膜底层

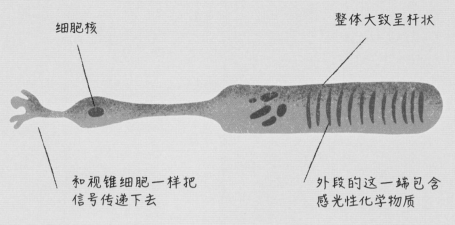

细胞核

整体大致呈杆状

和视锥细胞一样把信号传递下去

外段的这一端包含感光性化学物质

长约 100 微米，宽约 2 微米

受你控制？

你的一部分神经系统是受意识支配的，比如大脑可以给控制眼部的肌肉发送信号，让它们转动眼球来选择看向哪里。也有一部分神经系统会自动发送信号，比如你瞳孔的大小变化。大脑会监控视网膜上的光量，如果光线很强，肌肉就会收到让瞳孔变小的信号，从而保护敏感的感光细胞。

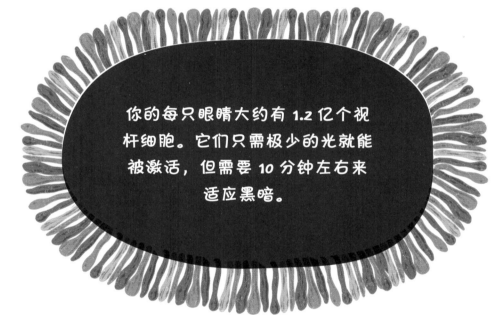

你的每只眼睛大约有 1.2 亿个视杆细胞。它们只需极少的光就能被激活，但需要 10 分钟左右来适应黑暗。

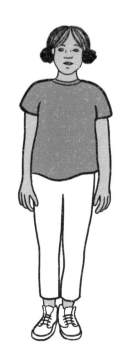

视神经

你可以把视神经看作一条由 100 万个神经细胞汇成的信息高速公路！它们会把来自视细胞（感光细胞）的信号直接传递到你的大脑。大脑会对倒置的图像进行解码，从而让你看到这个世界的样子。

当然，你的大脑和你一样，有时也会犯错。它可能会对信号做出错误的判断。如果你长时间盯着一种颜色，对这种颜色产生反应的视锥细胞就会因疲劳而停止工作。你可以尝试盯着左边的"红衣女孩"看上 20 秒，再把视线挪到右边的"白衣女孩"身上。由于白纸反射的光只能激活还没有罢工的视锥细胞，所以大脑会看到红衣的"残像"，而且是另一种颜色的。

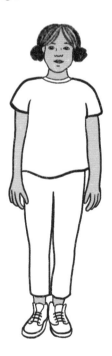

内分泌系统

了解完超级厉害的神经系统，下面来看看另一个报信系统——内分泌系统吧！虽然相比之下，后者传递信息的速度会慢一些，但它所传递的化学信息与电信号同等重要。这些信息有助于控制你的生长速度、精神状况、饥饿程度和情绪状态等等。

内分泌系统产生的化学信息叫作激素，它们大约可以分为 50 多种。这些激素会散布到你的身体各处，从头部的脑垂体到颈部的甲状腺，再到腹部的胰腺……

带着钥匙旅行

激素会被腺体释放到你的血液中，再由心血管系统把它们带到全身各处。但激素并不是万能的，每种激素有着自己相对应的细胞，它们能激活特定细胞的能力，就好比门锁有着匹配的钥匙一样。

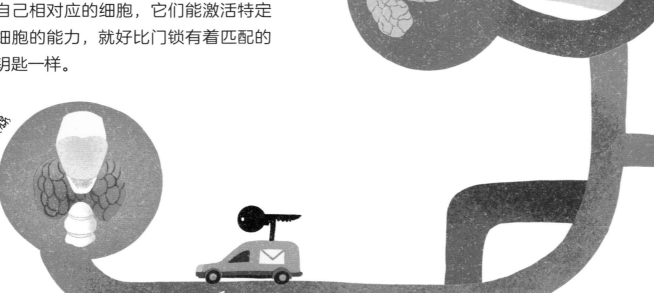

胰腺

甲状腺

肾上腺

卵巢（只有女性有）

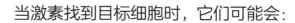

当激素找到目标细胞时，它们可能会：

· 让细胞开始工作；

· 让细胞储存或释放某种特定物质；

· 让细胞生长并进行自我复制。

芝麻开门

这本书的前文曾提到过，你的细胞知道各自该做什么，那为什么还需要激素呢？因为激素能告诉它们工作的时间和速度，这对你来说也非常重要。例如，你胰腺中的一些细胞可以产生两种激素：胰岛素和胰高血糖素。胰岛素能让细胞摄取并存储糖分；胰高血糖素则正相反。这两种激素会相互配合，共同稳定住你血液中的糖分。它们的家乡是胰腺上的一座座"小岛"（胰岛）。

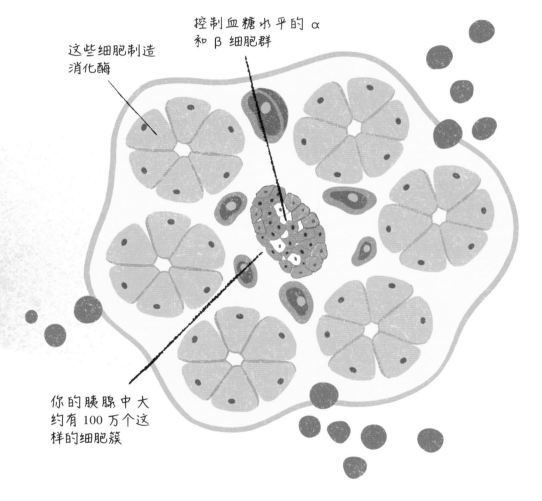

控制血糖水平的 α 和 β 细胞群

这些细胞制造消化酶

你的胰腺中大约有 100 万个这样的细胞簇

胰岛素会与目标细胞表面的一些分子相结合，就像是钥匙插进了对的门锁里。微小的门被打开后，糖分子就会进入细胞啦。

谁来告诉内分泌细胞该做什么？

你的头部有两个腺体，它们就是内分泌系统的主管啦。它们所传递的激素会激活其他内分泌腺体的细胞，告诉大家什么时候该释放自己的激素。不过，也有一些腺体细胞的活动是被其他化学物质所触发的，比如胰腺细胞。这种细胞会在你餐后检测血液中的糖分，必要时就会释放相应的激素啦。

α 细胞

学名：胰岛 A 细胞
所在位置：胰腺

制造另一种激素，让你产生饱腹感

制造胰岛素，并把它们释放到你的血液中

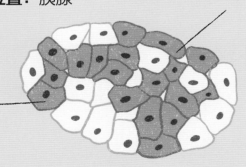

β 细胞

学名：胰岛 B 细胞
所在位置：胰腺

制造胰高血糖素，并释放到你的血液中

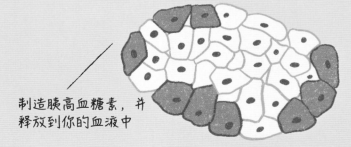

胰岛宽约 0.1 毫米，上面大概有 2000 个细胞

第 四 章

细胞从哪里来？

我们每个人的生命都是从一个细胞开始的。随着时间的推移，人类成长为会走路、会说话、会思考的群体，而且每个人都会自带至少 30 万亿个细胞！那么这些细胞又是来自哪里呢？

其实，你体内现存的细胞就来自于细胞，和小鸡来自于鸡妈妈是一个道理。一个细胞分裂一次后，另一个新细胞就诞生了。当你在读这句话时，你的细胞就正在进行这种复制活动。它们通过"自我克隆"来取代走向衰亡的或受损的细胞，以此修复组织。你的发育和生长靠的就是活跃的细胞分裂活动。

有丝分裂

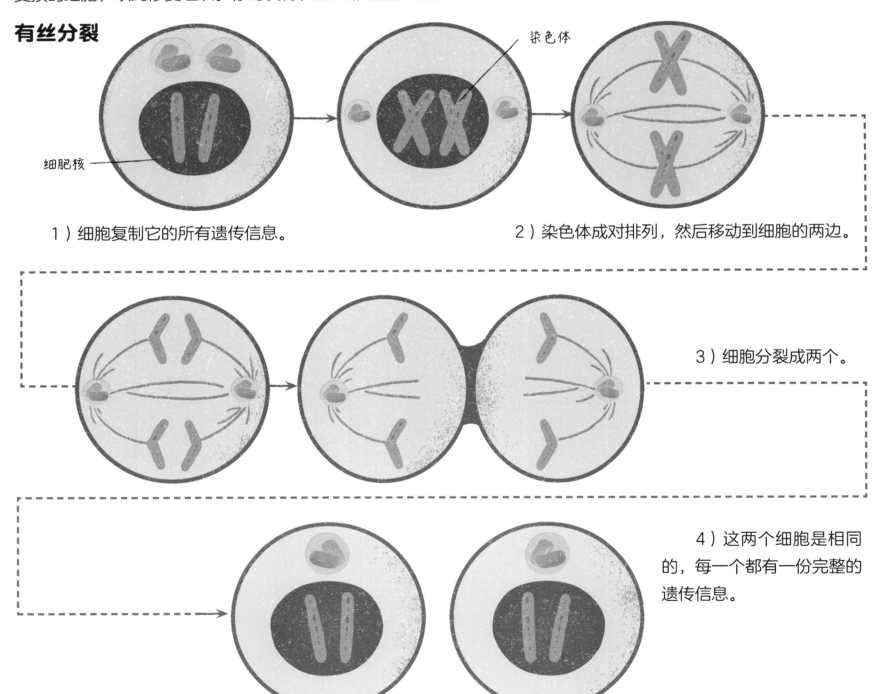

染色体

细胞核

1) 细胞复制它的所有遗传信息。

2) 染色体成对排列，然后移动到细胞的两边。

3) 细胞分裂成两个。

4) 这两个细胞是相同的，每一个都有一份完整的遗传信息。

如果细胞来自于细胞，那第一个细胞来自哪儿？

很遗憾，这个问题暂时还没有人能回答上来。目前，科学家们推算地球上的第一个生命大约出现在 37 亿~45 亿年前。也有证据表明，最初的细胞结构是比较简单的，它们没有人体细胞所有的某些特殊细胞器，大概类似于如今的细菌。

不过，不管怎样，细胞绝对算是地球生命共同的祖先啦——当然也是你的祖先。这意味着人们可以通过研究其他生命体的细胞来辅助了解自己的人体细胞，它们是所有生命的基石。

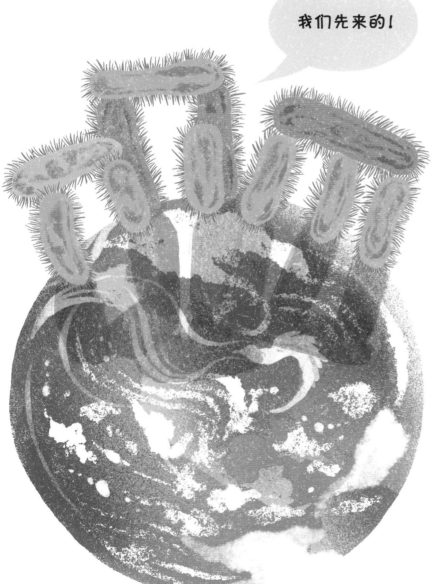

我们先来的！

成体干细胞

别名：间充质干细胞

所在位置：特定的组织和器官中，比如骨髓和皮肤

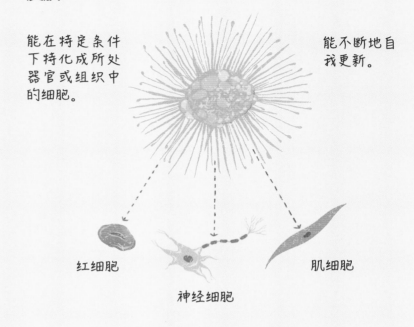

能在特定条件下特化成所处器官或组织中的细胞。

能不断地自我更新。

红细胞 　　神经细胞 　　肌细胞

大小在 15~30 微米间

细胞如何知道自己该成为什么类型？

还记得这本书曾提到过的干细胞吗？这些特殊细胞既不属于皮肤细胞也不属于脑细胞，从一开始就没有固定的类型，但它们可以做选择！每个干细胞都可以不断分裂，形成更多的干细胞，或是把自己变成其他某种细胞。它们的选择取决于：

· 周围细胞提供的线索；

· 远处细胞释放过来的化学信息；

· 其他因素，比如食物是否充足。

总而言之，你身体里的细胞虽然不能自行运转，需要不断从或近或远的细胞那里获得线索，但它们懂得交流、合作和学习，齐心协力来把你塑造成最好的样子！

真核细胞（比如肝细胞）

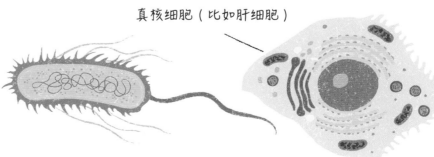

原核细胞（比如细菌）

细胞出了问题会怎样？

大多数时候，你的细胞都会正常工作，以至于你会忘记它们的存在。即便是身体组织轻微受损，它们也能尽快地进行自我修复。但必须承认的是，细胞并不是完美的永动机，它们也会有出问题的时候，也会让你生病。

举个例子，如果某个细胞接收到的指令改变了或是丢失了指令，它就无法正常制造出人体所需的重要物质。镰状细胞性贫血就是这样，细胞无法生成能够携带氧气的蛋白质，你的机体就无法健康运转。

门锁被换了！

有时，一些细胞会悄悄地"消极罢工"，而不是突然"离岗"。二型糖尿病简单来说就是细胞逐渐对胰岛素停止了反应，这就好比一个个门锁被换掉了。胰岛素无法打开细胞膜上的门，化学信息传递不进去，细胞也就自然不会听令，你的血糖水平就会处于不正常的状态。

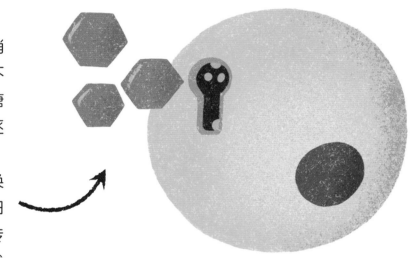

受损的细胞

有时，细胞会因疾病或意外而受损，严重到无法完全修复或是换新。比如负责在你生长发育过程中与其他细胞建立复杂联系的神经细胞，其中一些一旦受损，就再也无法进行自我复制了。

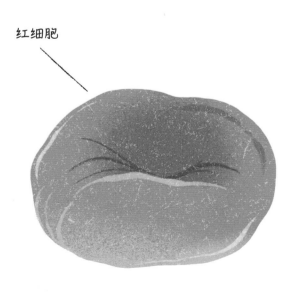

红细胞

镰状细胞

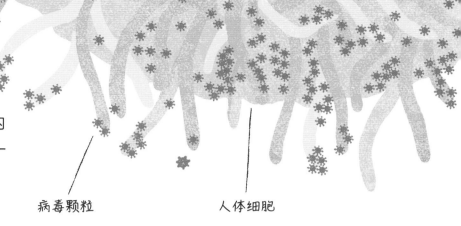

冠状病毒

病毒颗粒 　　人体细胞

能够感染细胞的病毒

　　有时，你的细胞会被病毒劫持。这些入侵者会欺骗你体内的小家伙，让它们变成病毒工厂。病毒的暴发也会让你损失一些新生的细胞，所以预防它们对你来说非常重要。

变异的细胞

　　有时，细胞既没有受损也没有被病毒攻击，而是自己不受控制地增殖，不断地复制自己，并且忽略让它停止分裂的信号。棘手的是，它分裂出的细胞也是如此。这种细胞可能侵入周围的其他组织，甚至身体的其他部分，并在那里安营扎寨、肆意生长。这就是让人谈虎色变的癌症。不过，科研人员和医生目前对癌症也有了很多了解，比如细胞是如何开始变异的，异常细胞会怎么生长，以及如何帮身体清除它们。目前，有些癌症已经有了效果比较显著的治疗手段，相信在未来，人类的医疗技术会克服更多病症。

癌细胞

　　癌细胞可能会出现在人体的各个部分，比如皮肤这第一层防线。变异细胞的种类决定了癌症的类型，以及治疗方案，这与它们转移到哪里没有太大关系。

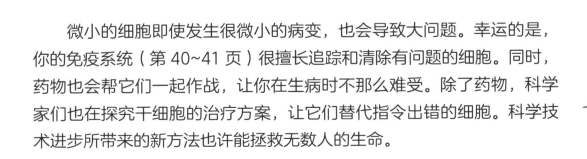

　　微小的细胞即使发生很微小的病变，也会导致大问题。幸运的是，你的免疫系统（第 40~41 页）很擅长追踪和清除有问题的细胞。同时，药物也会帮它们一起作战，让你在生病时不那么难受。除了药物，科学家们也在探究干细胞的治疗方案，让它们替代指令出错的细胞。科学技术进步所带来的新方法也许能拯救无数人的生命。

53

为什么细胞不能永生？

既然细胞能制造细胞，那为什么人类不能永生呢？来一起观察细胞随时间发生的变化，你就知道为什么人总会变老啦。

即使你停止生长，身体仍会不断制造新的细胞来取代受损或衰亡的细胞。但是，细胞也有寿命——大多数细胞能在生前分裂40~60次，还有些细胞不能再生。因此，人类需要依靠特殊的干细胞，通过持续复制来替换、更新那些衰亡的细胞。

随着时间的推移，这些细胞也会慢慢被耗尽。它们自我复制的能力会变得越来越弱，这意味着衰亡的细胞没办法被成功替换。渐渐地，组织和器官也就无法像之前那样正常工作了。

呵护你的宝贵细胞

在你刚出生时，每只耳朵大约有 15000 个耳毛细胞，每个细胞顶部都有几排敏感的纤毛。当声音传到你的耳朵里时，这些纤毛就会发生振动。检测到振动的细胞会把它们转换成神经信号，发送给你的大脑，从而让你听到外界的声音。当然，巨大的声响会损坏细微的纤毛——就像台风破坏森林一样，而且它们没法被更新或是修复。这就是为什么关心你的人会让你少听刺耳的声音，以免你的听力下降。

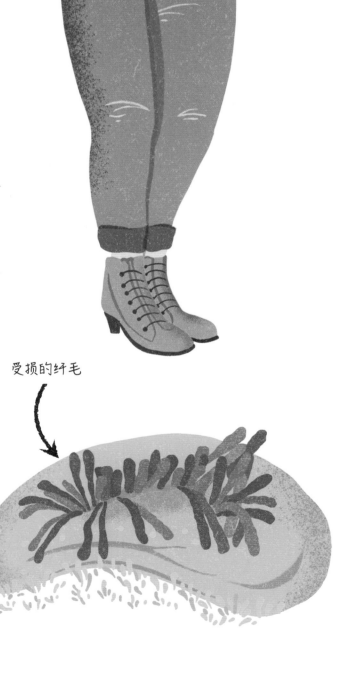

你说什么？

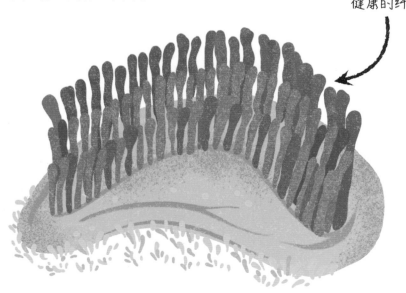

健康的纤毛

受损的纤毛

随着年龄的增长：

· 一些细胞变得不再擅长吸收营养、制造蛋白质，这可能会改变皮肤这类组织的外观；

· 一些细胞的修复速度会变慢，可能会让骨骼变得更脆弱；

· 一些细胞清除废物的能力逐渐降低，这会影响大脑和神经细胞传递信息的速度；

· 一些已经衰亡的细胞无法更新（比如你耳朵里的耳毛细胞，数量会随着时间的推移慢慢减少，听力也会随之减退）。

端粒

细胞每经历一次自我复制，细胞核里的染色体就会变短一点。起初，这种微小的损失并不会产生什么大影响，因为染色体的末端有一种能暂时保持基因完整的填充物——端粒。不过，端粒的长度也是有限的，一旦它们缩到极短，细胞就会走向死亡。

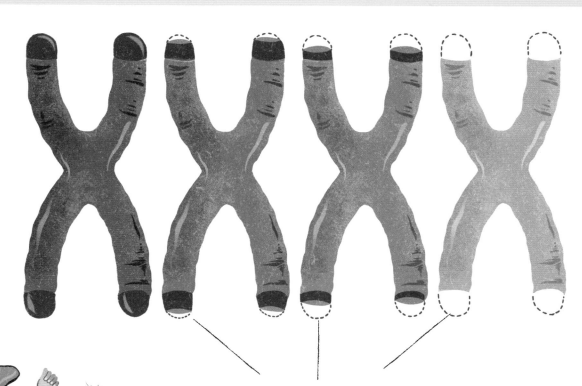

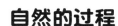

逐渐变短的端粒

自然的过程

不可否认的是，衰老和死亡是人类生活的自然组成部分，但你仍然可以通过良好的饮食和作息习惯来保持细胞健康。均衡的饮食能让你摄入足够的能量，从而让细胞们有力气工作；足够的睡眠能让你体内的激素正常地释放；适当的运动能让你的细胞保持活力，越用越强……由于你的一些身体系统是在需要的时候才制造额外的新细胞（相当于"用进废退"），所以你要学会善用正值壮年的细胞，尽可能地延长它们的寿命，让它们自然走向衰亡。

第五章

30万亿甚至更多

除了30多万亿个人体细胞，你的身体里还有其他几十亿个"外来"细胞。下面就来一起了解一下它们吧。

你身体里的这群小家伙就是微生物，它们也分为许多种，但都只由一个细胞构成。这些单细胞生物每天也在为了生存而活动：生长、移动、进食、排泄和繁殖。你的身体对它们来说可是个不错的栖息地。

大约350年前，一位科学家从自己的口腔里刮掉了一小块内皮，并把它放在显微镜下观察。他惊讶地发现原来自己的嘴里还生活着其他小生命。随着时间的推移，人们发现身体的很多部位都有这种单细胞生物的身影，有的"躺"在皮肤上，有的"蜗居"在肚脐眼里，还有的"寄居"在口腔、鼻腔和肠道等处。

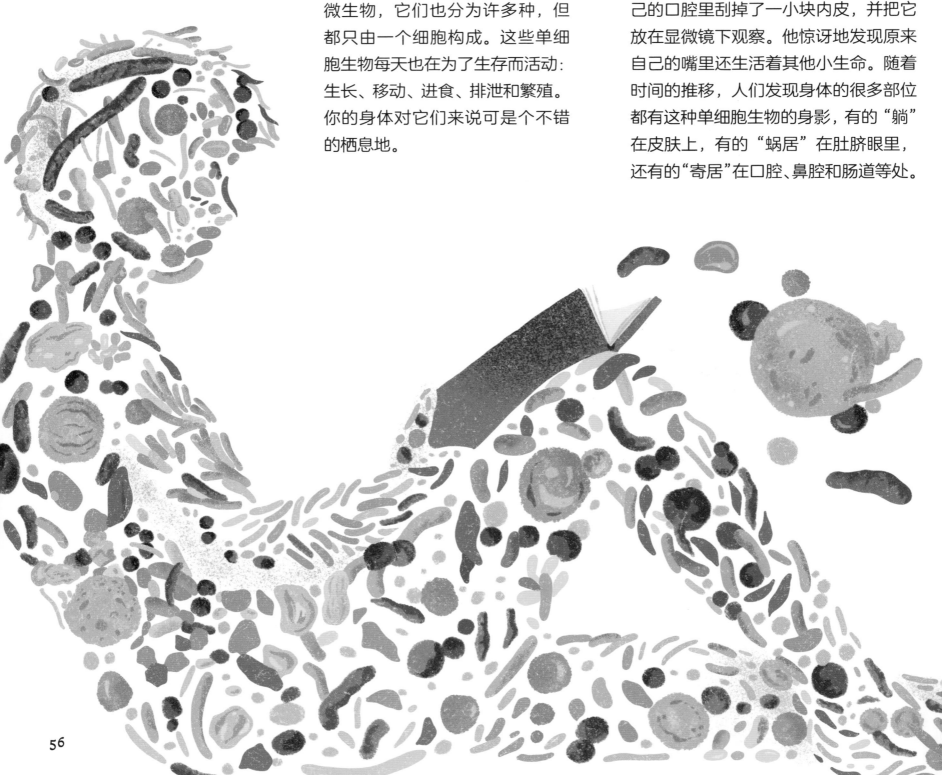

人们一度认为人体里的外来微生物都是有害的，会让大家得病。可事实上，你体内的大多数微生物并不会影响你的健康。相反，它们甚至能帮你的身体更好地运转。

它们主要通过这些方式帮助你：

· 制造人体细胞不会生成的物质，比如一些特定的维生素和蛋白质；

· 分解人体细胞无法消化的食物；

· 增强人体的免疫力；

· 阻挡有害微生物的入侵。

人体里的微生物社区

总之，这些友好且有益的微生物被人们称作"有益菌群"。这个巨大的细胞群落如此重要，以至于现在有些科学家愿意把它们看作人体器官！许多科研人员都在寻找有益菌群和人体健康的联系，帮人类战胜疾病，甚至从精神上获得幸福感。显然，这些小家伙是每一位健康人士必不可少的！

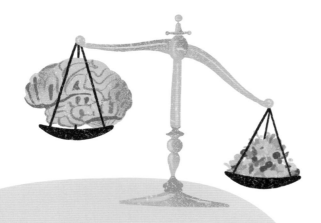

微生物通常比人体细胞小不少，但如果把你身体里的微生物聚集在一起，可要比你的大脑还重！

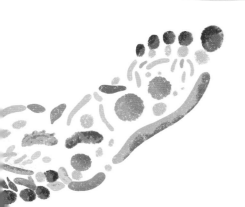

白念珠菌（一种真菌）

别名： 白色假丝酵母

所在位置： 口腔、呼吸道、女性阴道等

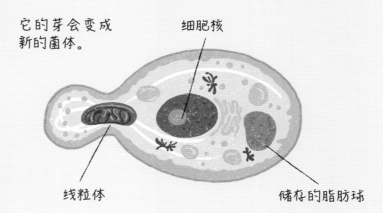

它的芽会变成新的菌体。

细胞核

线粒体

储存的脂肪球

大小约为 4 微米

乳酸菌（一种细菌）

学名： 乳酸杆菌

所在位置： 口腔、肠道等

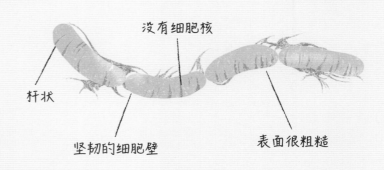

没有细胞核

杆状

坚韧的细胞壁

表面很粗糙

长约 6 微米

脆弱双核虫（一种原生动物）

学名： 脆弱双核阿米巴

所在位置： 大肠

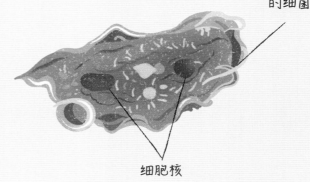

被它吞噬的细菌

细胞核

大小在 7~12 微米间

你肚子里有座花园

你身体里的有益菌群大多生活在肠道中，那里可是它们寻觅食物的好地方！你每次吃东西不仅是在填饱自己的肚子，也是在喂养数十亿的小生命呢！

你也许会产生一个疑问——这些外来的"居民"到底是从哪儿来的呢？的确，新生的你体内还没有菌群，但它们会在你出生后的几个小时里迅速搬进去。触摸、舔舐、进食，这些行为都会帮你招揽它们入住。等你成年了，肠道中的微生物会比银河系中的星星还要多得多呢！除了消化系统，你身体的各大系统也都离不开它们。

健康的人体肠道中大约栖居着数千种不同类型的微生物。作为回报，它们会帮你分解某些物质，并产生人体不能自己生成的维生素，比如维生素 B12 和维生素 K。它们还能通过占用大量空间与资源的方式来逐出不怀好意的入侵者，从而让你免于生病。

这就是为什么你的免疫系统会忽略这些外来的有益菌群，有时甚至会保护它们。比如在很长一段时间里，阑尾（大肠中一截手指状的管道）曾被认为对人体没有任何作用，但其实它们是益生菌的庇护所，帮助调节失衡的菌群。

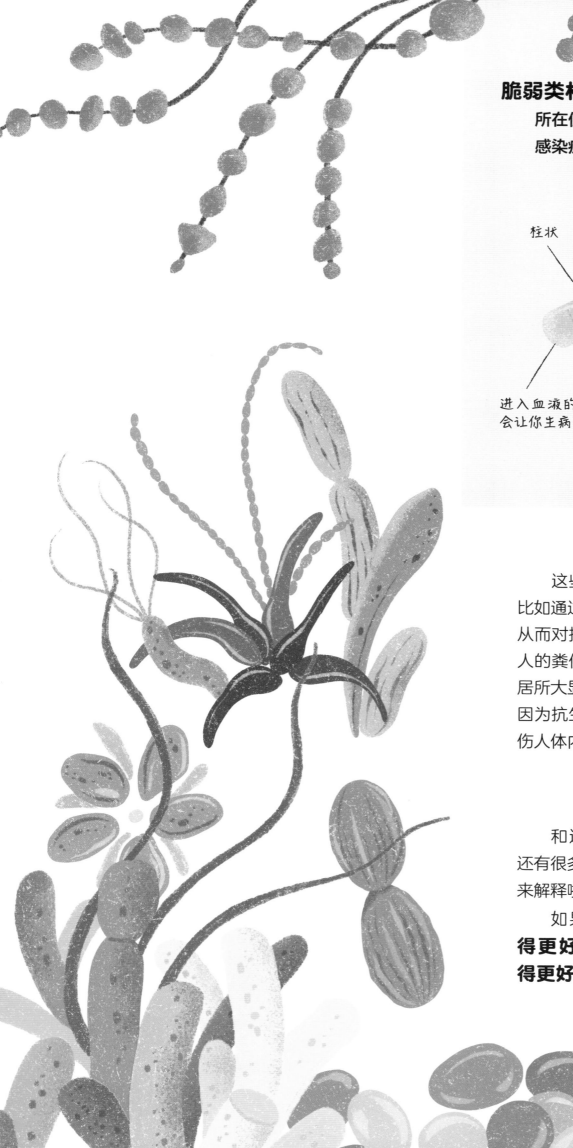

脆弱类杆菌

所在位置：大肠
感染症状：腹泻

在肚子里时很友好

柱状

进入血液的话就
会让你生病

不能离开氧气

长达 6 微米

这些发现能帮人们找到治疗疾病的新方法。比如通过益生菌食品来"排挤"体内的有害菌群，从而对抗细菌感染。现在，医生还会考虑把健康人的粪便移植到病人的肠道中，让有益菌群在新居所大显身手。这些方法可比服用抗生素更健康，因为抗生素在作战时消灭的不仅有敌人，还会误伤人体内的有益居民呢。

和这些微生物有关的问题还有很多，这恐怕需要另一本书来解释啦！

如果你学会**把它们照顾得更好**，它们也会**把你照顾得更好**！

你，就是亿万细胞之国

现在你应该可以确定：自己有一支了不起的队伍，它由 30 多万亿个人体细胞和几十万亿个微生物细胞组成。这些小家伙们一起分工合作，共同组成了了不起的你。

你的细胞就像许许多多的微小的积木，筑成你的整个身体。虽然这些小家伙无法让你用肉眼看到，但它们所起的作用——物质的分解、制造与储存，却是无比惊人的。细胞在用生命触发一次次化学反应。

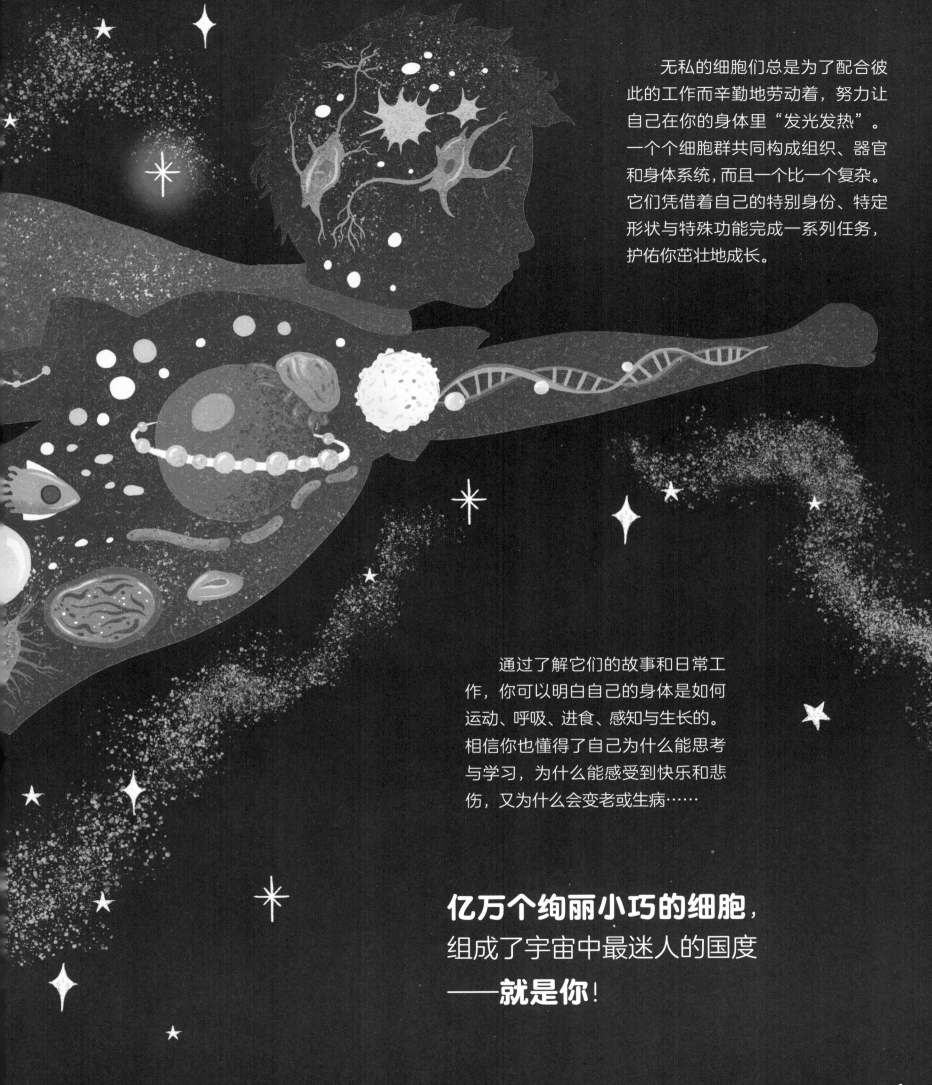

无私的细胞们总是为了配合彼此的工作而辛勤地劳动着，努力让自己在你的身体里"发光发热"。一个个细胞群共同构成组织、器官和身体系统，而且一个比一个复杂。它们凭借着自己的特别身份、特定形状与特殊功能完成一系列任务，护佑你茁壮地成长。

通过了解它们的故事和日常工作，你可以明白自己的身体是如何运动、呼吸、进食、感知与生长的。相信你也懂得了自己为什么能思考与学习，为什么能感受到快乐和悲伤，又为什么会变老或生病……

亿万个绚丽小巧的细胞，
组成了宇宙中最迷人的国度
——就是你！

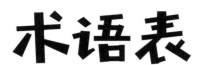

术语表

抗体：
血液中的一种物质，可以识别身体曾对抗过的疾病。

原子：
组成物质的微小单位。

细菌：
通常为单细胞的微小生物体。有些对我们的健康很重要，有些会导致疾病。

钙：
骨骼、牙齿以及体内许多化学反应所需的物质。常见的来源是乳制品和一些绿叶蔬菜。

毛细血管：
人体内最细小的血管。

二氧化碳：
人体产生并呼出到空气中的某种气体。

细胞：
所有生物的基本组成部分。有多种类型，在人体内功能各不相同。

化学反应：
指分子破裂成原子，原子重新排列组合生成新分子的过程。例如糖和氧变成水和二氧化碳。

染色体：
是遗传信息的载体，位于细胞核内。人体细胞有 23 对染色体（46 条）。

细胞质：
由充满细胞的水、盐和蛋白质组成的黏性物质。

DNA（脱氧核糖核酸）：
动植物的细胞核中带有信息的化学物质。

酶：
分解生物体内蛋白质和脂肪的物质。

纤维：
指由连续或不连续的细丝组成的物质，比如肌肉纤维和神经纤维。

基因：
决定生物特征的一段 DNA。

基因组：
生物体所有遗传物质的总和。

病菌：
引起疾病的微小有机体，有些是细菌，有些是病毒。

激素：
告诉你的身体去做某事的化学信使。

脂类：
体内的脂肪和类似物质，细胞必需的一种物质。

细胞膜：
细胞膜是一层富有弹性的薄膜，可以选择性地帮细胞交换物质——吸收营养，排出废物等。

微生物：
包括细菌在内的微小生物。

微米：
长度的标准计量单位，1 毫米等于 1000 微米。

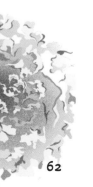
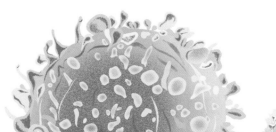
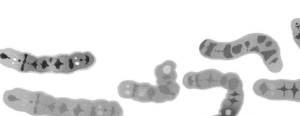
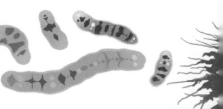

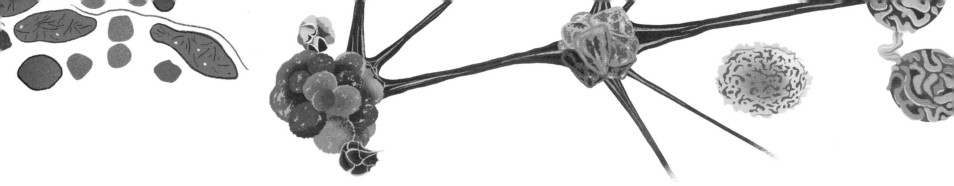

矿物质：
像钙一样的天然物质。有些矿物质是生命存活所必需的。

线粒体：
细胞中的细胞器，能够分解脂肪和糖来释放能量，就像是发电站。

分子：
通常是两个或两个以上的原子结合在一起形成的新物质。

黏液：
人体内产生的黏性物质，有一定的保护作用。

神经：
大脑和身体其他部分之间传递信息的联结物。

细胞核：
细胞的控制中心，包含制造细胞的相关指令。

营养物质：
生物体生长和发育所需的物质。

器官：
身体中具有特定功能的特殊结构，比如大脑和心脏。

生物：
具有生命的个体。

细胞器：
一个通用术语，指细胞中有自己特定功能的组成部分。

氧气：
生命不可或缺的气体。我们从空气中吸入它，之后血液把它输送到身体各处。

色素：
赋予某物颜色的物质。

血浆：
血细胞漂浮在其中的液体物质。

蛋白质：
生物的物质基础。你的细胞能制造许多不同的蛋白质，例如形成骨骼的蛋白质。

组织：
同种类型细胞的集合，如肌组织或骨组织。

移植：
替换病人体内不再工作的东西，如心脏。

紫外线：
阳光中会伤害皮肤和眼睛的成分。

病毒：
一种通过感染细胞导致身体染病的微生物。不像细菌，它只能在另一个生物的细胞里繁殖。

维生素：
生物保持健康所需的物质。人们通常从食物中获取维生素。

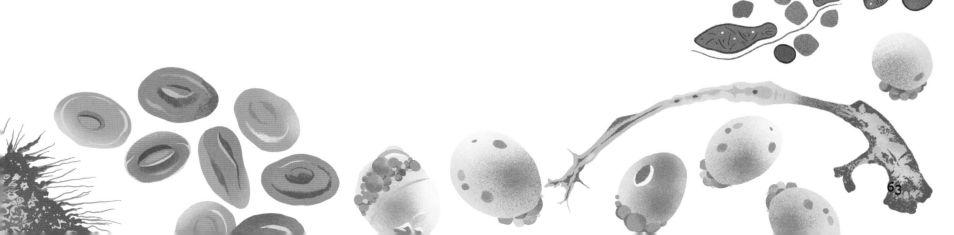

索引

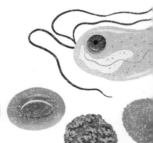

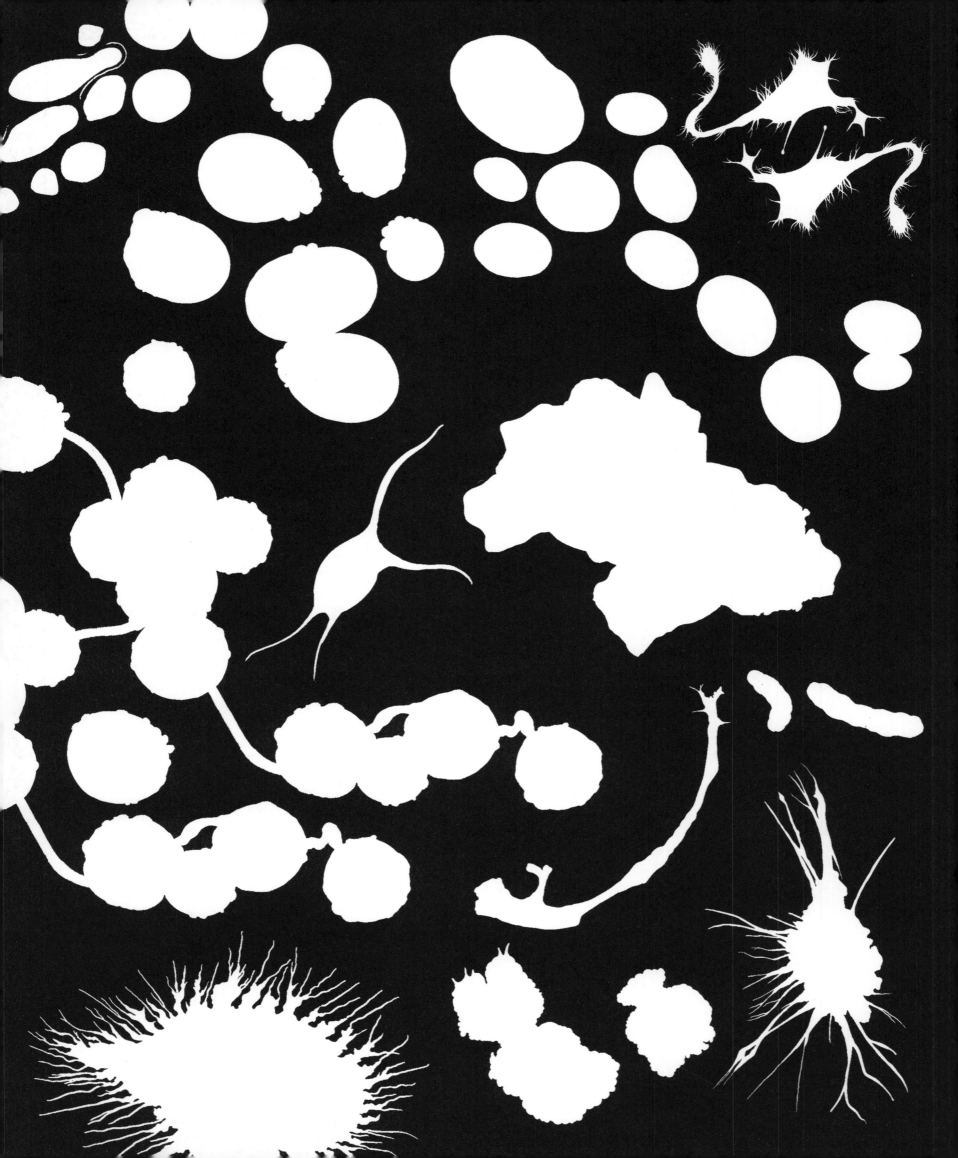